Alexandra Gireada
Irina Balescu
Nicolae Bacalbasa

# Utilidade do teste de procalcitonina

Alexandra Gireada
Irina Balescu
Nicolae Bacalbasa

# Utilidade do teste de procalcitonina

ScienciaScripts

Cover image: www.ingimage.com

This book is a translation from the original published under ISBN 978-3-659-86961-7.

Publisher:
Sciencia Scripts
is a trademark of
Dodo Books Indian Ocean Ltd. and OmniScriptum S.R.L publishing group

120 High Road, East Finchley, London, N2 9ED, United Kingdom
Str. Armeneasca 28/1, office 1, Chisinau MD-2012, Republic of Moldova, Europe
Managing Directors: Ieva Konstantinova, Victoria Ursu
info@omniscriptum.com

Printed at: see last page
**ISBN: 978-620-8-59260-8**

ÍNDICE DE CONTEÚDOS

## 1. Utilidade do teste de procalcitonina

A procalcitonina é um precursor da hormona calcitonina, sintetizada como um propeptídeo nas células C da tiroide. Num estudo realizado em 2001, Whicher *et al.* demonstraram que os níveis de procalcitonina em indivíduos normais são indetectáveis (< 0,1 ng/ml), porque a procalcitonina é clivada antes de entrar na circulação [1]. Em 1993, Assicot *et al.* demonstraram que a produção de calcitonina e procalcitonina em indivíduos normais ocorre apenas nas células C da tiroide [2]. Outros autores demonstraram que, em estados inflamatórios sistémicos, a procalcitonina é produzida pelas células não neuroendócrinas em todo o corpo, em vários tecidos extra-tiroideus, na presença de várias toxinas microbianas e mediadores inflamatórios (IL-1, IL-6, TNF-a) [3-5].

A procalcitonina pode ser utilizada para distinguir entre infeção bacteriana e viral do trato respiratório e para determinar a duração do tratamento com antibióticos, para o diagnóstico e monitorização de doentes com sépsis e choque sético e para estimar o seu prognóstico, para monitorizar a resposta ao tratamento com antibióticos, para detetar infecções em doentes pós-cirurgia e pós-transplante de órgãos, em doentes com queimaduras graves, falência de múltiplos órgãos e traumatismos graves, para o diagnóstico de sépsis em todas as idades, incluindo doentes neutropénicos, para o diagnóstico diferencial de meningite bacteriana versus meningite viral e para o diagnóstico de artrite séptica, para a deteção de envolvimento renal em crianças que sofrem de infecções do trato urinário [6].

O aumento dos níveis de procalcitonina nem sempre está relacionado com uma causa bacteriana. Podem ser encontrados em recém-nascidos nos primeiros três dias de vida, em doentes após traumatismos graves, cirurgia, choque cardíaco ou queimaduras, casos em que se espera que os níveis de procalcitonina diminuam, em doentes que receberam tratamento com OKT3, globulinas anti-linfócitos, alemtuzumab, IL-2 e transfusão de granulócitos, substâncias que estimulam as citocinas, em doentes com malária e infecções fúngicas, vasculite ou doença aguda do enxerto contra o hospedeiro, síndromes paraneoplásicas em casos de cancro medular da tiroide e cancro do pulmão de pequenas células, em doentes com choque cardiogénico prolongado e grave ou problemas de perfusão de órgãos, em doentes com disfunção renal grave [6].

De acordo com alguns dados da literatura, os estados inflamatórios não infecciosos graves caracterizados pelos níveis mais elevados de procalcitonina são a pancreatite aguda grave e as lesões por inalação em queimaduras [7-9].

## 2. O papel da procalcitonina na sépsis

A partir do estudo realizado por Assicot em 1993, muitos estudos investigaram o papel da procalcitonina no diagnóstico da sepse bacteriana, especialmente nos pacientes críticos que associaram várias condições não infecciosas como trauma, cirurgia de grande porte ou queimaduras, que são caracterizadas por níveis aumentados de procalcitonina e que requerem valores de corte diferentes. Outras dificuldades são representadas pelos níveis normais de PCT presentes nas infecções localizadas e pelo facto de uma diminuição da concentração de PCT refletir a redução da resposta sistémica e não necessariamente a erradicação da infeção sob tratamento antibiótico. Os estudos avaliaram o papel da procalcitonina na diferenciação das causas infecciosas e não infecciosas da SRIS, da etiologia viral e bacteriana da sepse e seu papel na estimativa da gravidade da doença e na estimativa da resposta ao tratamento e do prognóstico [2].

### 2.1. O utilitário de diagnóstico

Um estudo realizado em 2015 por Jae-Sik Joen *et al.* investigou o valor da procalcitonina e da proteína C reativa na deteção precoce da sépsis em doentes críticos [10]. Os autores mediram as concentrações dos marcadores em 2.697 amostras de sangue. As concentrações de procalcitonina foram medidas através de um ensaio fluorescente ligado a uma enzima utilizando o sistema VIDAS (bioMerieux Co., Lyon, França) e as concentrações de PCR foram medidas por nefelometria utilizando o sistema IMMAGE (Beckman Coulter Co., Fullerton, CA, EUA). Os resultados mostraram que um nível de PCT < 0,05 ng/ml foi associado a uma concentração média de CRP de 0,31 mg/dl, um nível de PCT entre 0,05 e 0,49 ng/ml foi associado a uma concentração média de CRP de 5,65 mg/dl, um nível de PCT entre 0.5 e 1,99 ng/ml foi associado a um nível médio de CRP de 13,78 mg/dl, um nível de PCT entre 2 e 9,99 ng/ml foi associado a um nível médio de CRP de 12,15 mg/dl e um nível de PCT superior a 10 ng/ml foi associado a um nível de CRP de 17,77 mg/dl. Também demonstraram que a diferença entre os níveis de PCT em doentes com hemoculturas positivas e hemoculturas negativas era significativamente superior à diferença entre os níveis de PCR. Os autores concluíram que a procalcitonina é mais útil do que a PCR no diagnóstico da sépsis [10].

Um estudo realizado em 2009 investigou o papel da procalcitonina no diagnóstico precoce da sépsis [11]. Incluiu 109 pacientes admitidos na unidade de terapia intensiva de um hospital terciário e diagnosticados com SIRS. 41 deles provaram ter SIRS não infecciosa, 15 provaram ter choque sético, 20 provaram ter sépsis grave e 33 provaram ter sépsis. 34,1% dos doentes diagnosticados com SIRS não infecciosa e 54,4% dos doentes diagnosticados com SIRS infecciosa apresentavam concentrações de PCT aumentadas. Os resultados mostraram ainda que 74,3% dos doentes com sépsis grave/choque sético e 33,3% dos doentes com sépsis apresentavam níveis de procalcitonina superiores a 0,5 ng/ml e que 45,7% dos doentes com sépsis grave/choque sético e 12,1% dos doentes com sépsis apresentavam níveis de procalcitonina superiores a 2 ng/ml. Dos doentes com SIRS infecciosa, 41,9% dos sobreviventes e 76% dos não sobreviventes apresentavam níveis de procalcitonina aumentados. Os resultados mostraram que, de todos os tipos de infecções, as infecções mistas Gram positivas e Gram negativas estavam associadas às concentrações mais elevadas de procalcitonina. Concluiu-se que a procalcitonina pode ser utilizada com sucesso na avaliação da gravidade da doença, embora não seja suficientemente precisa para a diferenciação entre SIRS infecciosa e não infecciosa. Uma explicação poderia ser representada pelos resultados falsos negativos dados pelas culturas bacterianas. Os autores mencionaram a utilização do método semi-quantitativo como uma limitação do estudo, embora na literatura existam diferentes pontos de vista com base na correlação entre os resultados obtidos utilizando testes quantitativos e semi-quantitativos [11].

Um estudo realizado por Pelinka *et al.* em 2003 demonstrou uma diferença importante nas sensibilidades dos dois métodos, com base no facto de o método semiquantitativo poder fornecer resultados falsamente negativos a baixas concentrações (< 0,5 ng/ml). Os autores constataram também que as leituras são geralmente exactas em níveis superiores a 0,5 ng/ml [12].

Uma revisão publicada em 2014 por Koutroulis *et al.* estudou a utilidade do teste da procalcitonina como marcador de infeção e inflamação em doentes pediátricos afectados por traumatismos ou queimaduras. Os resultados mostraram que a procalcitonina tinha uma maior precisão na diferenciação entre sépsis e síndrome da resposta inflamatória sistémica em doentes pediátricos do que o hemograma completo ou a proteína C-reactiva. Mostraram que, em doentes queimados, os níveis de procalcitonina podem estar ligeiramente elevados mesmo na ausência de infecções, sendo este facto explicado pela extensa resposta inflamatória à lesão térmica. Os autores concluíram que a procalcitonina tem um papel tanto diagnóstico como prognóstico nestes doentes [13].

O diagnóstico de sépsis é estabelecido com dificuldade em doentes com queimaduras, uma vez que um estudo realizado em 2004 por Neely *et al.* demonstrou um rápido aumento dos níveis de procalcitonina em doentes queimados e a presença de valores elevados durante as 72 horas seguintes, mesmo na ausência de sépsis [14].

Um estudo realizado em 2007 por Abdel-Hafez *et al.* mediu as concentrações de procalcitonina 48 horas após a admissão e encontrou um valor médio de 69,1 ng/ml. Esse valor foi maior do que o esperado para pacientes assépticos e não se correlacionou com a área total da superfície corporal queimada [15].

Devido à variação individual, é muito difícil estabelecer o ponto de corte ideal que pode diferenciar a sépsis da SRIS. No entanto, uma meta-análise concluiu que um valor entre 1 e 2 ng/ml tem uma boa precisão de diagnóstico [16].

Um estudo realizado por Cies *et al.* na população pediátrica mostrou que um nível de procalcitonina $\geq$ 1 ng/ml indicava a presença de uma infeção bacteriana significativa com uma sensibilidade de 70%, uma especificidade de 68%, um valor preditivo positivo de 28% e um valor preditivo negativo de 93% [17].

Um estudo de coorte prospetivo realizado por Rey *et al.* concluiu que as concentrações de procalcitonina superiores a 1,63 ng/ml detectavam a presença de sépsis em populações pediátricas com uma sensibilidade de 85% e uma especificidade de 83% [18].

Um estudo realizado por Enquix-Armada *et al.* incluiu 388 doentes admitidos na unidade de cuidados intensivos (UCI) e 142 indivíduos de controlo e investigou o papel da determinação de vários marcadores: CRP, PCT, presepsina e pró-adrenomedulina regional média (MR-proADM) nas primeiras 24 horas após a admissão no tratamento da sépsis grave e do choque sético. O marcador com a maior sensibilidade diagnóstica foi a procalcitonina, que também pode diferenciar entre infecções Gram-positivas e Gram-negativas. Os resultados também mostraram que a PCR e a presepsina tinham sensibilidades de diagnóstico semelhantes. A sensibilidade diagnóstica da presepsina foi marcadamente aumentada no choque sético, enquanto a MR-proADM teve um papel prognóstico aumentado. Os autores concluíram que esses marcadores complementares podem ser usados com sucesso no tratamento de pacientes sépticos durante as primeiras 24 horas após a admissão na UTI [19].

Um estudo realizado em 2015 por Ivaska *et al.* investigou a diferença entre as qualidades clínicas da procalcitonina e da proteína C-reactiva em crianças [20]. Os autores realizaram 635 pares de determinações e em 29% dos casos encontraram diferenças entre os níveis de PCR e procalcitonina. Os pacientes caracterizados por concentrações aumentadas de PCT e baixas de PCR foram mais frequentemente diagnosticados com hipóxia, stress hemodinâmico e bacteriemia do que os pacientes caracterizados por níveis aumentados de PCR e baixos de PCT, que foram diagnosticados com infecções bacterianas focais, condições inflamatórias e estado pós-operatório. Os resultados também mostraram uma associação entre a elevação da PCT e a cetoacidose diabética. Os autores concluíram que, embora ambos os marcadores possam estar aumentados na ausência de infeção bacteriana, a PCT é mais precisa do que a PCR no diagnóstico de bacteriemia [20].

Um estudo realizado em 2012 por M.V. Mauro *et al.* incluiu 79 pacientes imunocomprometidos hospitalizados e utilizou a determinação da procalcitonina sérica e do teste SeptiFast para o diagnóstico de infecções da corrente sanguínea. Os resultados demonstraram que os valores de procalcitonina sérica não podem ser utilizados de forma independente para este fim de diagnóstico [21].

Um estudo realizado em 2010 investigou o papel da procalcitonina na deteção da causa bacteriémica da febre [22]. Incluiu 300 pacientes que poderiam ser categorizados em quatro grupos: 58 deles tinham bacteremia, 137 deles tinham infecções locais, 90 deles foram diagnosticados com outras doenças e 15 deles tinham febre de origem desconhecida. Os resultados mostraram que a concentração média de procalcitonina nos doentes com bacteriemia era de 11,9 ng/ml, enquanto a concentração média de procalcitonina nos doentes sem bacteriemia era de 2,5 ng/ml. Os autores utilizaram o valor de corte de 0,5 ng/ml e obtiveram uma sensibilidade de 74,2% e uma especificidade de 70,1% para a deteção de bacteriémia. Concluíram que a medição das concentrações de procalcitonina pode reduzir o consumo de antibióticos [22].

Um estudo realizado em 2014 incluiu 27 doentes com cancro diagnosticados com infecções sistémicas, 36 doentes com cancro diagnosticados com infecções localizadas e 51 doentes com cancro sem infecções [23]. Os autores fizeram determinações seriadas de proadrenomedulina sérica, procalcitonina e proteína C-reactiva e os resultados mostraram que as concentrações dos três marcadores diminuíram significativamente nos doentes que responderam ao tratamento com antibióticos, enquanto nos doentes que não responderam, a proadrenomedulina foi o único marcador com níveis crescentes. A proadrenomedulina também previu uma resposta favorável com uma sensibilidade mais elevada do que a procalcitonina em todos os doentes febris. A conclusão do estudo foi que a procalcitonina e a proadrenomedulina são mais precisas do que a proteína C-reactiva na deteção de infecções sistémicas e na monitorização da resposta aos antibióticos neste tipo de doentes em estado crítico [23].

## 2.2. Uma comparação entre a PCR e a PCT

Um estudo realizado por W. Nargis *et al.* incluiu 73 doentes médico-cirúrgicos da unidade de cuidados intensivos e demonstrou que a procalcitonina tem uma maior precisão do que a PCR no diagnóstico de sépsis (75%), com uma sensibilidade de 76%, uma especificidade de 72%, um valor preditivo positivo de 89% e um valor preditivo negativo de 50% [24]. Os resultados também mostraram que os valores de PCR e procalcitonina são significativamente maiores em pacientes com sepse e choque sético do que em pacientes diagnosticados com SIRS e sem SIRS. A percentagem de mortalidade entre os doentes caracterizados por níveis de procalcitonina > 10 ng/ml foi de 16,6%. Os autores encontraram também uma sensibilidade maior da PCR (85,45%) do que da procalcitonina (76,36%) para o diagnóstico de sepse [24].

As principais caraterísticas que destacam as vantagens da procalcitonina em relação à proteína C-reactiva são a semi-vida mais curta e o rápido aumento dos valores após a infeção. Estas caraterísticas são importantes para a rápida deteção e monitorização da sépsis [7,25].

Segundo a literatura, as concentrações de procalcitonina aumentam dentro de 2-4 horas após o início da inflamação ou infeção sistémica, atingem o seu máximo após 8-24 horas e diminuem pouco depois do fim da inflamação, uma vez que a procalcitonina tem uma semi-vida de aproximadamente 24 horas. Por outro lado, a PCR aumenta após 12-24 horas após o início do processo inflamatório ou infecioso e os níveis estão normalmente aumentados durante cerca de 3-7 dias. Por este motivo, o teste da procalcitonina é mais preciso para o diagnóstico e monitorização da doença do que a PCR [26].

As vantagens da monitorização da procalcitonina em relação à utilização da PCR (a semi-vida reduzida da procalcitonina), o papel da procalcitonina na orientação do tratamento antibiótico, o custo da determinação da PCT e a frequência das determinações da procalcitonina, o custo do tratamento antibiótico e a sua duração, todos estes são aspectos que devem ser tidos em conta para decidir a utilização da procalcitonina nos países em desenvolvimento [27].

### 2.3. A utilidade prognóstica

Um estudo realizado por A. Gonzalez-Lisorge *et al.* investigou o papel da procalcitonina na determinação do prognóstico de pacientes com diagnóstico de sepse grave de origem abdominal [28]. O estudo incluiu 69 pacientes. Entre eles, a taxa de mortalidade foi de 23%. Os resultados mostraram que, no 1º dia, a concentração média de procalcitonina nos pacientes que sobreviveram foi de 29,22 ng/ml, enquanto que nos pacientes que evoluíram para exitus foi de 14,93 ng/ml. No 3º dia, os níveis médios foram de 20,65 ng/ml e 16,23 ng/ml, respetivamente. No 7º dia, os níveis médios foram de 3,54ng/ml e 12,88 ng/ml, respetivamente. Foi evidente que nos doentes que sobreviveram, os níveis de procalcitonina diminuíram ao longo do tempo, enquanto que no outro grupo se mantiveram em níveis elevados. Assim, a cinética deste marcador poderia prever o desfecho e o nível de procalcitonina no dia $7 \geq 3,5$ ng/ml poderia prever a mortalidade com uma sensibilidade de 55% e uma especificidade de 73%. Os resultados também mostraram que os homens tinham níveis mais elevados do que as mulheres: 27,74 ng/ml versus 15,04 ng/ml e os doentes com culturas positivas tinham níveis mais elevados do que os doentes com culturas negativas: 25,25 ng/ml versus 13,49 ng/ml. No caso de isolamento de microrganismos gram-negativos, os níveis de procalcitonina foram mais elevados do que no caso de isolamento de microrganismos gram-positivos: 27,53 ng/ml versus 14,77 ng/ml [28].

Um estudo realizado por H. Tanriverdi *et al.* incluiu 45 doentes críticos e investigou a importância das concentrações séricas e da cinética da procalcitonina e da proteína C-reactiva para a estimativa do prognóstico [29]. As concentrações foram medidas no dia do diagnóstico de pneumonia associada à ventilação mecânica e nos dias 3 e 7 após o diagnóstico e, após 28 dias, os pacientes foram classificados em dois grupos: sobreviventes e não sobreviventes. Os resultados mostraram que os dois grupos se caracterizavam por valores semelhantes de PCR e por concentrações semelhantes de procalcitonina no primeiro dia de diagnóstico. O grupo de não sobreviventes foi caracterizado por concentrações de procalcitonina significativamente mais elevadas nos dias 3 e 7 após o diagnóstico e um nível de procalcitonina superior a 1 ng/ml estava altamente correlacionado com a mortalidade. O grupo de sobreviventes foi caracterizado por níveis decrescentes de procalcitonina, enquanto as concentrações de PCR não tiveram uma tendência decrescente. A conclusão do estudo foi que a procalcitonina é superior à PCR como marcador de prognóstico em pacientes com pneumonia associada à ventilação mecânica [29].

Alguns estudos demonstraram que uma diminuição da concentração de procalcitonina superior a 30% entre o segundo e o terceiro dia dos doentes admitidos na unidade de cuidados intensivos pode representar um indicador de sobrevivência independente [30].

## 2.4. A seleção do tratamento antibiótico adequado

Um estudo realizado por A. Nakajima *et al.* investigou a relação entre os níveis de procalcitonina e os patógenos causadores encontrados na sepse [31]. O estudo incluiu três tipos de indivíduos: 45 pacientes com diagnóstico de sépsis, 24 pacientes com diagnóstico de pneumonia, mas sem os critérios de SIRS e 56 indivíduos de controlo. As diferenças nas concentrações séricas de procalcitonina para os três grupos foram estatisticamente significativas ($p < 0,0001$). As concentrações médias foram de 29,3±85,3 ng/mL no grupo da sépsis, 0,34±8,6 ng/mL no grupo da pneumonia e 0,74±2,1 ng/mL no grupo de controlo. Os três grupos foram caracterizados por valores semelhantes de glóbulos brancos e de proteína C-reactiva (medida pelo método de aglutinação do látex). Estes dois marcadores não conseguiram diferenciar entre os doentes infectados por bastonetes Gram-negativos e os infectados por cocos Gram-positivos. Os resultados também mostraram que os doentes com infecções por Gram-negativos tinham valores de procalcitonina de 149,8±199,7 ng/mL, enquanto os doentes com infecções por Gram-positivos tinham valores de procalcitonina de 19,1±41,8 ng/mL. Os doentes caracterizados por concentrações de endotoxina superiores a 0,8 pg/mL apresentaram concentrações de procalcitonina significativamente mais elevadas do que os caracterizados por concentrações de endotoxina inferiores a 0,8 pg/mL. A concentração de procalcitonina de corte que podia detetar infecções Gram-negativas com uma sensibilidade de 85,7% e uma especificidade de 83,3% revelou-se ser de 16,9 ng/ml. A conclusão deste estudo foi que a procalcitonina pode desempenhar um papel importante na seleção de um tratamento antibiótico adequado [31].

## 3. A utilização da procalcitonina em doentes com pneumonia

Um estudo realizado por Masia *et al.* em 2005 incluiu pacientes com diagnóstico de pneumonia e com valores de Índice de Gravidade da Pneumonia de I e II [32]. Os resultados obtidos demonstraram que os níveis de procalcitonina eram mais elevados em doentes com infecções bacterianas clássicas do que em doentes infectados com outros agentes patogénicos, tais como bactérias atípicas ou vírus. Testaram a sensibilidade do valor de corte de 0,15 pg/L e encontraram um valor de 37,5% para o diagnóstico de infecções bacterianas e de 13,3% para o diagnóstico de infecções não bacterianas. Os autores também verificaram que pacientes com valores mais altos de PSI tinham níveis mais altos de PCT, independentemente da etiologia da pneumonia [29].

Um estudo realizado por S. Takeda *et al.* em 2015 investigou o papel da procalcitonina na diferenciação entre COP (pneumonia criptogénica em organização) e CAP (pneumonia adquirida na comunidade) [33]. Os autores mediram as concentrações séricas de procalcitonina, a contagem de leucócitos e a concentração de proteína C reativa e realizaram imagens de TC. Os resultados mostraram que as concentrações de procalcitonina em pacientes com PAC eram significativamente mais altas do que as concentrações em pacientes com COP, enquanto o número de segmentos pulmonares envolvidos nas imagens de TC era significativamente maior. Os autores concluíram que a combinação destes critérios pode diferenciar com exatidão entre a COP e a CAP [33].

Um estudo realizado em 2015 por A. Zhydkov *et al.* investigou o papel da procalcitonina, da proteína C reactiva e dos glóbulos brancos na previsão do prognóstico em doentes com pneumonia adquirida na comunidade [34]. O estudo incluiu 925 pacientes e os autores mediram esses marcadores nos dias 3, 5 e 7 e os resultados mostraram que os níveis iniciais de PCT e CRP previam independentemente resultados clínicos adversos e que todos os marcadores tinham valor prognóstico [34].

Um estudo realizado por R. Shah *et al.* incluiu doentes entubados e investigou a utilidade da procalcitonina sérica e dos neutrófilos broncoalveolares para o diagnóstico de pneumonia, dado o tempo de 48-72 horas exigido pelas culturas respiratórias inferiores e a baixa especificidade dos sinais clínicos e radiológicos [35]. Os resultados confirmaram a especificidade muito baixa da febre, leucocitose e RXC anormal para o diagnóstico de pneumonia bacteriana nestes doentes. Concluíram que os PMN do LBA < 50% e a PCT < 1 ng/ml podem ser utilizados com êxito para excluir uma infeção bacteriana em doentes críticos, limitando assim a utilização de antibióticos, e que estes testes têm também um elevado valor preditivo positivo [35].

Um estudo realizado por John Dallas MD investigou se a procalcitonina poderia ter um papel no diagnóstico de pneumonia nosocomial em pacientes de unidades de terapia intensiva [36]. De 104 pacientes com suspeita de pneumonia nosocomial e incluídos no estudo, apenas 67 receberam o diagnóstico com base em critérios clínicos e microbiológicos. Os resultados mostraram que não houve diferença estatisticamente significativa entre os níveis médios de procalcitonina em pacientes com e sem pneumonia. O teste da procalcitonina detectou a pneumonia nosocomial com uma sensibilidade e uma especificidade de 50% e 49%, respetivamente, com um nível de corte de 1 ng/mL. Concluiu-se que a importância da procalcitonina para o diagnóstico da pneumonia nosocomial era mínima [36].

Um estudo realizado por F. Duflo *et al.* incluiu 96 pacientes com suspeita de pneumonia associada à ventilação mecânica [37]. O diagnóstico foi baseado na concentração bacteriana no lavado broncoalveolar e os autores mediram as concentrações séricas e alveolares de procalcitonina nos dias 0, 3 e 6, a fim de estabelecer seu possível papel no diagnóstico. Os doentes com diagnóstico de pneumonia associada à ventilação mecânica apresentavam valores de procalcitonina sérica significativamente mais elevados do que os doentes sem diagnóstico de PAV. Para uma concentração sérica de corte de 3,9 ng/ml, a sensibilidade e especificidade diagnósticas foram de 41% e 100%, respetivamente. Dos doentes diagnosticados com PAV, os que não sobreviveram tinham um nível médio de procalcitonina de 16,5 ng/ml, enquanto os que sobreviveram tinham um nível médio de procalcitonina de 2,9 ng/ml. Todos estes grupos de doentes apresentavam concentrações de procalcitonina alveolar semelhantes. Os autores concluíram que apenas a procalcitonina sérica pode ajudar no diagnóstico e na estimativa do prognóstico da PAVM [37].

Um estudo realizado por A. Polzin *et al.* investigou o papel da procalcitonina no diagnóstico de doentes com exacerbação aguda de bronquite crónica, pneumonia adquirida na comunidade, pneumonia adquirida no hospital e tuberculose [38]. O estudo incluiu 129 doentes e indivíduos de controlo e os autores mediram os níveis séricos de procalcitonina, a proteína C-reactiva e a contagem de células sanguíneas. Apenas quatro pacientes com PAH tinham níveis de procalcitonina > 0,5 ng/mL, os demais tinham níveis < 0,5 ng/ml. No entanto, os resultados mostraram uma diferença estatisticamente significativa entre as concentrações de procalcitonina nos doentes com diagnóstico de PAH, PAC, AECB e nos indivíduos do grupo de controlo. Os dados mostraram que a PCR e a contagem de leucócitos não podem ser utilizadas para distinguir os doentes com AECB dos doentes do grupo de controlo. Os doentes diagnosticados com tuberculose tinham concentrações de PCT semelhantes às dos indivíduos do grupo de controlo. Os autores concluíram que, utilizando o ponto de corte de 0,5 ng/ml, o teste da procalcitonina não é adequado para o diagnóstico das infecções do trato respiratório baixo. Verificaram que uma concentração de procalcitonina < 0,245 ng/ml pode excluir o diagnóstico de pneumonia com uma probabilidade de 91% [38].

Um estudo realizado por R. Pfister *et al.* investigou o papel da procalcitonina no diagnóstico de pneumonia bacteriana em doentes afectados pela pandemia de gripe H1N1 em 2009 [39]. Incluíram 46 pacientes que receberam o diagnóstico de pneumonia após a admissão na unidade de cuidados intensivos e mediram os níveis de procalcitonina nas 24 horas após a admissão. Os doentes com pneumonia bacteriana foram caracterizados por um nível médio de procalcitonina de 6,2 ng/ml e os doentes com pneumonia por gripe H1N1 sem infeção foram caracterizados por uma concentração média de procalcitonina de 0,56 ng/ml. A pneumonia bacteriana pôde ser diagnosticada com uma sensibilidade de 80,5% e um valor preditivo negativo de 73,2% quando se utilizou um ponto de corte de 0,5 ng/ml. Os autores concluíram que a procalcitonina pode ser muito útil na deteção de pneumonia bacteriana durante a época da gripe, embora a associação de outros testes possa ser necessária para orientar o tratamento antibiótico [39].

## 4. A utilização da procalcitonina em doentes com neoplasias malignas

Um estudo realizado em 2011 por Liew Y.X. *et al.* investigou o papel da procalcitonina na descontinuação de antibióticos em doentes diagnosticados com neoplasias malignas. Os resultados mostraram que a determinação das concentrações séricas de PCT reduziu a duração da terapia com carbapenem de 7 dias para 5 dias. Os autores concluíram que este teste pode ser utilizado para orientar as decisões de tratamento [40].

A utilidade da procalcitonina em doentes com doenças malignas foi investigada num estudo realizado em 2006. Os autores tiveram em conta 111 doentes diagnosticados com doenças malignas e caracterizados por uma concentração de CRP >8 mg/L. Os resultados mostraram que, entre os doentes com infecções e os doentes sem infecções, não houve uma diferença significativa na concentração de PCR, o que pode dever-se ao facto de as cargas tumorais elevadas e a ingestão de medicamentos poderem aumentar os níveis de PCR. Os resultados também mostraram uma diferença importante nas concentrações de PCT entre pacientes com infecções e aqueles sem infecções e os autores concluíram que a PCT pode ser usada para diferenciar entre várias causas de aumento da PCR em pacientes com condições hemato-oncológicas [41].

Um estudo realizado por M.T. Sandri *et al.* investigou o papel da procalcitonina na deteção de infecções em pacientes hemato-oncológicos febris [42]. Os resultados do estudo mostraram que apenas os pacientes com febre causada por bacteremia e outras infecções, mesmo os pacientes leucopênicos, foram caracterizados por altas concentrações de procalcitonina ($p<0,001$) e que os níveis mais altos foram medidos no primeiro dia. A sensibilidade e a especificidade da procalcitonina com um ponto de corte de 0,5 ng/ml na diferenciação entre doentes com infecções e doentes com febre de origem desconhecida foram de 62,3% e 80,7%, respetivamente. Por outro lado, os doentes com bacteriemia ou outras infecções ou febre de origem desconhecida tinham valores de PCR semelhantes, o que demonstra a utilidade significativamente mais elevada da procalcitonina nestes doentes [42].

Um estudo realizado por S. Schhttrumpf *et al.* investigou a capacidade da procalcitonina para detetar infecções em 111 doentes diagnosticados com doenças malignas e caracterizados por valores elevados de CRP (>8 mg/L) [41]. 42 destes doentes tinham evidência de uma infeção, 39 tinham febre de origem desconhecida, 20 doentes tinham concentrações aumentadas de PCR causadas por uma carga tumoral elevada e 8 tinham concentrações aumentadas de PCR relacionadas com medicamentos. Estas duas últimas categorias foram caracterizadas por níveis normais de procalcitonina. Os níveis de procalcitonina podiam diferenciar os doentes com e sem infeção, ao passo que a PCR não. O ponto de corte de 85,1 mg/l para a PCR excluiu as infecções com 100% de especificidade. A conclusão do estudo foi que a procalcitonina pode ser utilizada com sucesso no diagnóstico diferencial de níveis aumentados de PCR em doentes hemato-oncológicos [41].

Um estudo realizado por Matazaraki *et al.* em 2007 mediu os níveis de procalcitonina em quatro grupos de pacientes: indivíduos de controlo saudáveis (concentrações médias de 0,284 ng/ml), pacientes com tumores sólidos sem metástases (concentrações médias de 0,327 ng/ml), pacientes com metástases hepáticas (concentrações médias de 0,69 ng/ml) e pacientes com metástases generalizadas (concentrações médias de 1,030 ng/ml). Os resultados mostraram que os níveis de procalcitonina em doentes com metástases eram semelhantes aos obtidos em doentes com infecções ou sépsis e indicaram a possibilidade de utilizar a procalcitonina como um marcador da progressão da doença nestes doentes [43].

## 5. A utilização da procalcitonina em doentes com meningite

Um estudo realizado em 2013 incluiu 32 pacientes com diagnóstico de meningite de etiologia bacteriana e não bacteriana [44]. A etiologia bacteriana foi estabelecida com base na história clínica, no exame físico, no exame laboratorial do líquido cefalorraquidiano e no exame bacteriológico do LCR. Os autores mediram a concentração sérica de PCT a fim de estabelecer a sua utilidade para o diagnóstico diferencial. Os doentes com diagnóstico de meningite bacteriana apresentavam um nível médio de procalcitonina sérica de 22,47 ng/ml, enquanto os doentes com diagnóstico de meningite não bacteriana apresentavam um nível médio de procalcitonina sérica de 0,83 ng/ml. Os resultados mostraram que, para um valor de corte de 2ng/ml, a sensibilidade da procalcitonina para o diagnóstico de meningite bacteriana é de 100%. Os autores concluíram que a PCT é mais útil do que a PCR no diagnóstico da meningite bacteriana. Isto pode ser explicado pelo facto de os valores de PCR deverem ser baixos nos primeiros dias de meningite bacteriana. O teste de PCT também pode substituir a punção lombar efectuada 48-72 horas após a admissão para avaliar a eficácia do tratamento [44].

## 6. A utilização da procalcitonina em doentes com queimaduras

Um estudo realizado em 2015 por Egea-Guerrero JJ *et al.* investigou o papel da proteína C-reactiva e da procalcitonina na gestão de doentes com queimaduras graves. Esses marcadores foram medidos na admissão e a cada 48 horas, enquanto os pacientes permaneciam na unidade de terapia intensiva. Os resultados mostraram que a PCT era um marcador mais sensível do que a PCR na deteção de infecções em doentes com queimaduras graves [45].

## 7. A utilização da procalcitonina na diferenciação entre infecções sistémicas e locais

Um estudo realizado por M. Pavic *et al.* em 2010 incluiu doentes com diagnóstico de infeção bacteriana sistémica e doentes com diagnóstico de infeção bacteriana localizada [46]. A concentração sérica de procalcitonina foi medida nesses pacientes e os valores encontrados foram 1,3 ng/ml para o primeiro grupo e 0,2 ng/ml para o segundo grupo. A mediana da contagem de plaquetas foi de 140000/pl para o primeiro grupo e de 327000/pl para o segundo grupo. Os dois grupos de doentes foram caracterizados por valores semelhantes de CRP, WBC e IG. Os resultados mostraram que, para um ponto de corte de 0,3 pg/l, a sensibilidade e a especificidade da procalcitonina para a deteção de uma infeção bacteriana sistémica foram de 91% e 64%, respetivamente. O teste tem uma vantagem sobre os testes de hemocultura, que podem demorar vários dias a dar resultados positivos e que têm uma sensibilidade de apenas 25-42%, apesar da sua especificidade muito elevada [46].

## 8. A utilização da procalcitonina em doentes com doenças auto-imunes

Um estudo realizado em 2015 por Yan Shi *et al.* investigou o papel da procalcitonina em doentes que sofrem de doenças auto-imunes [47]. Incluiu 112 pacientes, 54 deles diagnosticados com infecções bacterianas e 58 deles sem infecções bacterianas. Os resultados mostraram que, para um ponto de corte de 0,94 µg/l, a infeção bacteriana foi diagnosticada pelo pico de procalcitonina com uma sensibilidade de 79,6% e uma especificidade de 89,6%. No primeiro grupo de doentes, mostraram uma correlação entre a pontuação SOFA e a gravidade da sépsis. O estudo também revelou que o clearance de procalcitonina de cinco dias pode ter significado prognóstico [47].

Um estudo realizado por Wei-Li Ho *et al.* investigou o papel da procalcitonina na deteção de infecções em 49 doentes febris diagnosticados com lúpus eritematoso sistémico [48]. O estudo também incluiu 20 indivíduos de controlo saudáveis. O nível médio de PCT em doentes febris com LES diagnosticados com infecções bacterianas foi de 7,11 ng/ml, enquanto o nível médio de PCT em doentes febris com LES diagnosticados com crises da doença foi de 0,06 ng/ml. Os autores estabeleceram que o valor de corte ideal era de 0,74 ng/ml para a procalcitonina e 16,1 mg/dl para a PCR para o diagnóstico de infecções bacterianas. Os resultados mostraram que, para este valor de corte, a sensibilidade e a especificidade da procalcitonina eram de 89,5% e 100%, respetivamente, e que eram superiores às obtidas no caso da PCR. Os resultados são muito importantes devido ao impacto no tratamento dos doentes: antibióticos ou imunossupressores [48].

Os autores também investigaram o papel dos dois marcadores na gestão de doentes com exacerbação da doença e os resultados mostraram que a PCR era significativamente mais elevada em doentes com serosite do que em doentes sem serosite, que a PCT era mais elevada em doentes com atividade renal do que em doentes sem atividade renal e que nenhum dos marcadores pode ser utilizado para detetar a presença de artrite. Também concluíram que poderia haver uma correlação entre a atividade da doença (índice BILAG) e as concentrações séricas de procalcitonina e que, no caso da PCR, esta correlação era muito baixa [48].

Alguns dados da literatura demonstraram que as concentrações de procalcitonina podem estar aumentadas em algumas doenças auto-imunes, como a doença de Still do adulto ou a vasculite associada ao anticorpo citoplasmático antineutrófilo (ANCA), sem evidência de infecções [49,50].

## 9. O papel da procalcitonina em bebés febris

Um estudo realizado em 2003 por A. Fernandez Lopez *et al.* investigou o papel dos testes rápidos qualitativos de procalcitonina no diagnóstico de infecções bacterianas invasivas em bebés febris com 1-36 meses de idade e na sua diferenciação de infecções virais [51]. O estudo incluiu 445 crianças com febre e mediu as suas concentrações plasmáticas de PCR e PCT através de métodos qualitativos e quantitativos. Os resultados mostraram que as crianças com infecções virais tinham níveis médios de procalcitonina de 0,26 ng/ml e valores médios de PCR de 15,5 mg/l. O teste da procalcitonina diferenciava as infecções virais das bacterianas com uma sensibilidade de 65,5% e uma especificidade de 94,3% quando se utilizava um cut-off de 0,53 ng/ml. O teste da PCR diferenciava as infecções virais das bacterianas com uma sensibilidade de 63,5% e uma especificidade de 84,2% quando se utilizava um cut-off de 27,5 mg/l. Os valores médios de PCT e CRP detectados em infecções invasivas foram de 24,3 ng/ml e 96,5 mg/l, respetivamente, e os valores médios de PCT e CRP detectados em infecções não invasivas foram de 0,32 ng/ml e 23,4 mg/l, respetivamente. A sensibilidade e especificidade da procalcitonina na distinção entre estes dois tipos de infeção foram de 91,3% e 93,5%, respetivamente, para um valor de corte de 0,59 ng/ml. Os valores para a PCR foram de 78% e 75%, respetivamente, para um valor de corte de 27,5 mg/l. Os resultados mostraram uma boa correlação entre os ensaios quantitativos e qualitativos da procalcitonina. O ponto de corte de 0,5 ng/ml utilizado no ensaio semi-quantitativo diferenciou as infecções invasivas das não invasivas com uma sensibilidade de 90,6% e uma especificidade de 83,6%. As conclusões do estudo foram que o teste PCT tinha uma sensibilidade semelhante à do teste CRP na diferenciação entre infecções virais e bacterianas, mas uma especificidade mais elevada e que tinha uma sensibilidade e especificidade mais elevadas do que o teste CRP na deteção de infecções invasivas. O teste da procalcitonina é muito útil nas primeiras 12 horas do processo febril, quando os níveis de PCR não estão suficientemente elevados [51].

Um estudo realizado em 2008 incluiu 234 bebés febris com menos de 90 dias de idade e investigou o papel de diagnóstico e o possível valor de corte da procalcitonina [52]. Os pacientes com infecções bacterianas graves tinham um nível médio de procalcitonina de 2,48 ng/ml, enquanto os pacientes sem infecções bacterianas graves tinham um nível médio de procalcitonina de 0,38 ng/ml. Utilizando um valor de corte de 0,12 ng/ml, os autores diagnosticaram todos os doentes com bacteriemia e tiveram uma sensibilidade de 95,2% e uma especificidade de 25,5% na identificação das infecções bacterianas graves [52].

## 10. O papel da procalcitonina no diagnóstico do cancro medular da tiroide

Um estudo realizado por A. Machens na Alemanha, em 2014, investigou o papel da procalcitonina como um possível marcador para o rastreio, prognóstico e medição do envolvimento dos gânglios linfáticos em doentes com suspeita ou diagnóstico de cancro medular da tiroide, a fim de substituir a calcitonina sérica [53].As desvantagens do uso da calcitonina incluem a secreção pulsátil da hormona, a presença de muitas isoformas imunoreactivas e fragmentos presentes no soro dos doentes, a elevada diversidade de resultados fornecidos por diferentes ensaios de calcitonina, a semi-vida bifásica da calcitonina, que depende da concentração da hormona e o facto de, ao contrário da procalcitonina, a calcitonina ter uma molécula muito instável.O estudo incluiu 457 pacientes com tumores não tratados e 429 pacientes com tumores recorrentes ou persistentes. Os autores mediram as concentrações de procalcitonina antes e depois do tratamento cirúrgico. Os resultados mostraram que os pacientes que apresentavam metástases na região do pescoço ipsilateral tinham níveis de procalcitonina < 1 ng/ml, os pacientes que apresentavam metástases no pescoço central ipsilateral tinham níveis de procalcitonina < 0,25 ng/ml. Os pacientes que apresentavam metástases na região central e lateral do pescoço contralateral tinham níveis de procalcitonina maiores que 1,0 ng/ml e os pacientes que apresentavam metástases no mediastino superior tinham níveis de procalcitonina maiores que 5,0 ng/ml. Os resultados mostraram uma correlação entre as taxas de cura bioquímica inferiores a 71%, 36%, 23% e 10% e os níveis de procalcitonina superiores a 1, 5, 10 e 50 ng/ml. O estabelecimento de um limiar para o rastreio deste tipo de cancro através da procalcitonina é muito difícil. Os resultados deste estudo mostraram que o diagnóstico pode ser efectuado com um nível de procalcitonina de 0,07 ng/ml e que 11,6% dos doentes diagnosticados com CMT tinham concentrações pré-operatórias inferiores a 0,15 ng/ml [53].

## 11. O papel da procalcitonina na orientação do tratamento antibiótico

Um estudo realizado em 2011 demonstrou a utilidade da procalcitonina para influenciar a duração do tratamento com carbapenemes em doentes com neoplasias malignas. As determinações de procalcitonina reduziram a duração do tratamento com carbapenem de 7 dias para 5 dias (p=0,002) [40].

Alguns autores exprimiram a sua opinião sobre a interpretação de concentrações baixas de procalcitonina. Estas são encontradas numa fase inicial de uma infeção, em doentes com endocardite bacteriana subaguda associada a bacteriemia e em doentes com infecções localizadas. Os autores afirmam que os doentes com suspeita de sépsis com base na avaliação clínica devem receber tratamento antibiótico apesar dos baixos níveis de procalcitonina e devem ser monitorizados durante as 48 horas seguintes. Se os níveis de procalcitonina permanecerem baixos, o tratamento deve ser interrompido [54,55].

Um artigo publicado por A.L. Clark em agosto de 2015 apresentou o papel da procalcitonina na redução do tratamento com antibióticos em crianças que sofrem de infecções do trato respiratório inferior. O autor teve em consideração muitos dados de investigação e concluiu que o teste da procalcitonina pode reduzir a duração do tratamento com antibióticos e até reduzir as taxas de prescrição de antibióticos [56].

Um dos estudos considerados foi realizado na Suíça por Baer *et al.* e os autores utilizaram o tratamento antibiótico tendo em conta os níveis de procalcitonina [57]. Valores superiores a 0,5 pg/L indicavam definitivamente uma infeção bacteriana, valores inferiores a 0,1 µg/L indicavam definitivamente a ausência de uma infeção bacteriana, valores entre 0,26 e 0,5 µg/L indicavam uma infeção bacteriana com probabilidade aumentada e valores entre 0,1 e 0,25 µg/L indicavam a ausência de uma infeção bacteriana com probabilidade aumentada. Os autores mediram os níveis de procalcitonina nos dias 1, 3 e 5 do tratamento antibiótico e continuaram esse tratamento por 7 dias se os valores fossem superiores a 1 µg/L, por 5 dias se os valores estivessem entre 0.5 -1 µg/L, por 3 dias se os valores estivessem entre 0,26 e 0,5 µg/L e interrompemos o tratamento antibiótico nos doentes com níveis de inferiores a 0,25 µg/L e nos doentes com valores iniciais de procalcitonina > 10 µg/L, que diminuíram para menos de 90%. No caso de comorbilidades graves, o tratamento foi administrado na mesma. A duração média do tratamento com antibióticos foi de 4,5 dias no grupo guiado pela procalcitonina e de 6,3 dias no grupo de controlo [57].

Um estudo realizado por Esposito S *et al.* investigou a utilidade do ponto de corte da procalcitonina de 0,25 µg/L na administração de tratamento antibiótico em crianças com infecções do trato respiratório inferior [58]. As percentagens de doentes que interromperam o tratamento com antibióticos após 2, 4, 6, 8 e 10 dias foram de 1,5%, 4,6%, 37,4%, 46,6% e 88,5%. Foram mais elevados do que os encontrados no grupo de controlo e a taxa de eventos adversos foi significativamente mais baixa no grupo da procalcitonina: 3,9% versus 25,2%, respetivamente [58].

## 12. O papel da procalcitonina no diagnóstico da tuberculose pulmonar

Uma revisão realizada em 2014 e que resumiu 2390 estudos demonstrou o papel da procalcitonina na distinção da tuberculose de outras etiologias bacterianas de infecções pulmonares. Demonstrou também que esta capacidade da procalcitonina é superior à da PCR. Os autores verificaram que os valores de corte utilizados pela maioria dos estudos se situavam entre 0,1 e 0,25 ng/ml. Concluíram que ainda são necessários mais estudos para determinar o valor da procalcitonina no diagnóstico da tuberculose pulmonar [59].

Um estudo efectuado por K. Rohini *et al.* investigou o papel da procalcitonina em doentes diagnosticados com tuberculose [60]. Incluiu quarenta controlos normais e quarenta doentes com diagnóstico de tuberculose pulmonar. As concentrações séricas de procalcitonina foram medidas por meio de um método semiquantitativo no momento do diagnóstico, após 2 meses de tratamento com antibióticos e após 6 meses de tratamento com antibióticos. No momento do diagnóstico, 15 doentes apresentavam níveis de procalcitonina > 2 ng/ml e 25 doentes apresentavam níveis de procalcitonina > 10 ng/ml. Estes resultados comprovam a importância das concentrações de procalcitonina no diagnóstico. O número de doentes com níveis de procalcitonina > 10 ng/ml aumentou para 32 após dois meses de tratamento. Após 6 meses de tratamento, todos os doentes apresentavam níveis de procalcitonina < 2 ng/ml. Os autores concluíram que podem ser necessárias determinações quantitativas e mais estudos para determinar o papel da procalcitonina na tuberculose, em comparação com outras infecções [60].

## 13. O papel da procalcitonina na sépsis neonatal

Um estudo realizado por M.O. Ramadan *et al.* avaliou o papel da procalcitonina e do recetor gama Fc tipo 1 (nCD64) no diagnóstico da sépsis neonatal de início precoce, em comparação com outros marcadores [61]. Incluiu 45 recém-nascidos de alto risco e 15 recém-nascidos de controlo saudáveis. Os resultados mostraram que os valores de PCR nos doentes com suspeita de sépsis e com sépsis comprovada eram semelhantes e significativamente mais elevados do que os valores de PCR dos controlos saudáveis. Os valores de CD64 eram significativamente mais elevados nos doentes com sépsis comprovada do que nos doentes com suspeita de sépsis e todos eles eram significativamente mais elevados do que os dos controlos saudáveis. Relativamente aos níveis de procalcitonina, os resultados mostraram diferenças que não foram estatisticamente significativas entre os doentes com sépsis comprovada e os doentes com suspeita de sépsis e entre os doentes com suspeita de sépsis e os controlos saudáveis. Apenas se verificou uma diferença estatisticamente significativa entre os doentes com sépsis comprovada e os controlos saudáveis. Os resultados mostraram que, utilizando um ponto de corte de 0,032 ng/ml para a procalcitonina, a sensibilidade foi de 66,7% e a especificidade de 60%. Para a PCR, com um cut-off de 12,8 mg/L, a sensibilidade foi de 80% e a especificidade de 60%. Para o nCD64, com um valor de corte de 40%, a sensibilidade e a especificidade foram de 100% e 80%, respetivamente [61].

A desvantagem das culturas microbiológicas é a baixa sensibilidade, proporcionada pela baixa concentração de bactérias no sangue neonatal (< 10 unidades formadoras de colónias/mL), a dificuldade de pré-levantamento durante a fase bacterémica, o baixo volume de sangue inoculado nos frascos de cultura, o tempo necessário para as culturas crescerem (24-72 horas) [62-64].

A principal desvantagem da PCR é o facto de também poder ser aumentada por condições como febre materna, rutura prolongada das membranas, sofrimento fetal, asfixia de parto, hemorragia intraventricular e aspiração de mecónio. Outra desvantagem é representada pelo aumento lento das concentrações de PCR durante as primeiras 12-24 horas após o início da infeção [65].

Uma dificuldade no uso da procalcitonina no diagnóstico da sepse é representada por um aumento fisiológico da concentração durante os dois primeiros dias de vida. Outras causas de aumento da procalcitonina sem infeção são representadas pela asfixia perinatal, hemorragia intracraniana e hipoxemia [66-68].

A expressão de CD64 pode ser uma ferramenta útil no diagnóstico da sépsis neonatal precoce porque os seus níveis aumentam durante a primeira hora após o início da infeção bacteriana [69].

As conclusões do estudo de M. O. Ramadan *et al.* foram que a expressão de CD64 tem uma maior sensibilidade, especificidade e valor preditivo negativo do que a PCR e a procalcitonina e é mais estável após a recolha de sangue. No entanto, ainda é necessária investigação para o diagnóstico deste tipo de sépsis [61].

## 14. Utilização da procalcitonina em doentes com queimaduras

Um estudo realizado em 2009-2010 avaliou o papel prognóstico das concentrações de procalcitonina, medidas nas primeiras 48 horas após a lesão por queimadura, na estimativa do prognóstico dos doentes. Os autores utilizaram um ensaio de fluorescência ligado a uma enzima. Foram incluídos no estudo 175 doentes. Os resultados mostraram uma correlação entre os valores de procalcitonina, as taxas de mortalidade e as hemoculturas positivas. Por exemplo, os doentes com níveis de procalcitonina > 2 ng/mL apresentaram taxas de mortalidade significativamente mais elevadas do que os doentes com níveis de procalcitonina < 2 ng/ mL (P < 0,001). A conclusão do estudo foi que a procalcitonina pode ser usada como um indicador de prognóstico [70].

## 15. Os níveis de procalcitonina em estados pós-operatórios

Concentrações aumentadas de procalcitonina também podem ser encontradas em alguns estados pós-operatórios, como os relacionados à cirurgia torácica [71].

## 16. Os níveis de procalcitonina nas infecções por plasmodium

Um estudo realizado por D. A. Hesselink *et al.* investigou o papel da procalcitonina no diagnóstico e na avaliação da gravidade de doentes com infecções por Plasmodium falciparum [72]. O estudo incluiu 100 doentes infectados por diferentes espécies de malária e mediu os seus níveis de procalcitonina através de um teste semi-quantitativo. Os resultados mostraram que os níveis de procalcitonina eram significativamente mais elevados em doentes com infecções graves por Plasmodium falciparum do que em doentes com infecções não complicadas e significativamente mais elevados do que os níveis de doentes com malária grave não falciparum. Os níveis de procalcitonina dos doentes com malária grave não falciparum eram também mais elevados do que os níveis de procalcitonina dos doentes com malária não falciparum sem complicações. A categoria de doentes com infecções graves por Plasmodium falciparum tinha também os níveis séricos mais elevados de CRP, lactato, creatinina, desidrogenase láctica e concentrações de bilirrubina. Os indicadores que registaram os valores mais baixos nesta categoria de doentes foram a concentração de hemoglobina e a contagem de plaquetas. Os resultados mostraram também uma boa correlação entre os níveis de procalcitonina e a parasitémia. Os autores verificaram que, para um cut-off de 10 ng/ml, a sensibilidade e especificidade da procalcitonina na deteção de infeção grave por falciparum, foram de 67% e 94%, respetivamente. Concluíram que a possibilidade de infecções não-falciparum e de infecções bacterianas concomitantes interfere com a interpretação dos testes de procalcitonina, limitando a sua utilização em doentes com estas condições, e que a utilização de um ensaio ultrassensível pode melhorar a utilidade na previsão do resultado da doença [72].

## 17. O papel da procalcitonina em doentes com infecções por epstein-barr

Um estudo realizado por D Gendrel em 1999 investigou o papel da procalcitonina na deteção da infeção por Epstein-Barr em doentes com menos de cinco anos de idade [73]. Os autores testaram 25 amostras de plasma congelado selecionadas aleatoriamente de doentes febris nos quais foram detectados anticorpos de Epstein-Barr do tipo IgM. Estas amostras foram colhidas nos primeiros sete dias após o início dos sintomas. Os autores utilizaram um método imunocromatográfico semi-quantitativo para a determinação da concentração de procalcitonina, um método nefelométrico para a medição das concentrações de CRP e um método de imunofluorescência indireta para a determinação de EBV IgM. Foi detectada uma contagem de leucócitos superior a 15000 células/mm3 em 52% das amostras, uma ESR > 30 mm/h em 24% das amostras, uma concentração de CRP < 10 mg/l em 28% das amostras, uma concentração de CRP de 10-40 mg/l em 52% das amostras, uma concentração de CRP > 40 mg/l em 20% das amostras. O nível de procalcitonina foi de 0,5 pg/l em dois doentes e < 0,5 pg/l em 23 doentes. Os autores concluíram que são necessários mais estudos para estabelecer o papel da procalcitonina no diagnóstico desta infeção viral, uma vez que a PCR e os outros marcadores são menos específicos para infecções bacterianas [73].

## 18. O papel da procalcitonina em doentes cirróticos

Um estudo realizado por M. Rahimkhani *et al.* investigou o papel da procalcitonina na deteção de infecções bacterianas em doentes cirróticos, limitando a utilização de antibióticos [74]. Incluiu 64 doentes cirróticos e 32 dadores de sangue saudáveis e utilizou um ensaio imunoluminométrico para detetar os níveis de procalcitonina. Os resultados mostraram que 92,8% dos pacientes com cirrose de hepatite C, 77% dos pacientes com cirrose de hepatite B e 70% dos pacientes com cancro tinham concentrações positivas de procalcitonina. Os doentes cirróticos com infecções por antibióticos apresentavam níveis médios de procalcitonina de 2,65±1,11 ng/ml e os doentes cirróticos sem infecções por antibióticos apresentavam níveis médios de procalcitonina de 0,59±0,16 ng/ml. A conclusão foi que a procalcitonina pode ser um indicador útil para a sépsis e um possível marcador da infeção por hepatite C [74].

Foram realizados vários estudos para estabelecer um possível papel da procalcitonina na identificação de infecções em doentes cirróticos. Estes estudos são extremamente úteis porque a toxicidade dos antibióticos pode ser reduzida em doentes com um funcionamento hepático já reduzido [75] .

Um estudo realizado por Viallon *et al.* incluiu 61 pacientes cirróticos e comparou os valores de procalcitonina dos 21 pacientes com peritonite bacteriana espontânea (PBE) e dos 40 pacientes com líquido ascítico estéril (FAS) [76]. Os dois grupos de doentes tinham uma gravidade semelhante de doença hepática medida através da pontuação de Child-Pugh. Os resultados mostraram uma concentração média de procalcitonina sérica de 10,1 ng/ml no grupo SBP e de 0,09 ng/ml no grupo SAF. Os autores concluíram que a procalcitonina sérica poderia ser usada para o diagnóstico de peritonite bacteriana em pacientes cirróticos [76] .

Um estudo realizado por Connert *et al.* em 2003 incluiu 127 doentes com cirrose e demonstrou que os doentes que apresentavam infeção tinham níveis de procalcitonina mais elevados do que os doentes não infecciosos e que os doentes não infecciosos tinham concentrações de procalcitonina semelhantes, apesar da gravidade da doença hepática (0,6 ng/ml na presença de doença hepática descompensada e 0,4 ng/ml na presença de doença hepática não descompensada). Estes resultados mostram que a procalcitonina pode ser considerada um marcador de infeção nestes doentes [77].

## 19. A utilização da procalcitonina em infecções associadas a cateteres vasculares

Alguns estudos investigaram o papel da procalcitonina na deteção de infecções associadas a cateteres vasculares, uma vez que esta deteção é bastante difícil, exigindo a remoção do cateter e a impossibilidade de distinguir a contaminação sanguínea da infeção por estafilococos coagulase-negativos. O aumento dos níveis de procalcitonina parece preceder os sinais clínicos de infeção da corrente sanguínea e ser um melhor indicador do que a contagem de glóbulos brancos e a PCR sérica. A procalcitonina teve uma sensibilidade de 100% quando foi utilizado um limiar de 0,1 μg/l, tornando necessária a utilização de técnicas de deteção altamente sensíveis [78-80].

## 20. O papel da procalcitonina no diagnóstico etiológico da artrite

Com o objetivo de reduzir o tempo antes do início do tratamento na artrite, sendo conhecida a sensibilidade reduzida da coloração de Gram e o tempo necessário para as culturas, alguns estudos investigaram o papel da procalcitonina na diferenciação da etiologia séptica e não séptica. Um estudo que incluiu 42 doentes concluiu que um ponto de corte de 0,1 pg/dl excluía uma infeção bacteriana com uma probabilidade de 100% e um ponto de corte de 0,25 pg/dl excluía uma infeção bacteriana com uma probabilidade de 93% [81,82].

## 21. O papel da procalcitonina em doentes com doenças renais em fase terminal

Um estudo realizado em 2005 avaliou a dinâmica das concentrações de procalcitonina durante as sessões de hemodiálise em pacientes portadores de doença renal terminal [83]. Incluiu 43 doentes sem diagnóstico de infeção sistémica e 40 indivíduos de controlo e os autores mediram os níveis de procalcitonina no início da sessão de hemodiálise e 4 horas depois através de uma técnica imunoluminométrica. As concentrações iniciais de procalcitonina e PCR foram mais elevadas no primeiro grupo do que no segundo: valores médios de 2,13 ng/ml e 14,3 mg/l contra 0,18 ng/ml e 4,5 mg/l, respetivamente. O aumento dos níveis iniciais de procalcitonina não estava correlacionado com quaisquer sinais de infeção, indicava um estado inflamatório sistémico crónico e diminuía significativamente após a hemodiálise [83].

Um estudo realizado em 2015 pretendia estabelecer um nível de procalcitonina de corte para detetar a presença de infecções em doentes com doenças renais em fase terminal [84]. Os resultados mostraram uma concentração média de procalcitonina de 2,95 ng/ml para os doentes com suspeita de infeção bacteriana e de 0,5 ng/ml para os doentes sem sinais de infeção e não mostraram correlação entre o nível de procalcitonina e a gravidade da infeção. Os autores mostraram que um ponto de corte de procalcitonina de 0,75 ng/ml detectava infecções com uma sensibilidade de 76,2% e uma especificidade de 80% e tinha uma sensibilidade de 100% e uma especificidade de 60,6% na deteção de SIRS. Mostraram também que os doentes com doença renal terminal tratados por diálise têm valores de procalcitonina mais elevados do que 0,5 ng/ml. Concluíram que este valor de corte pode ser utilizado como indicador de infeção em doentes com doença renal terminal [84].

## 22. O papel da procalcitonina em doentes infectados pelo VIH

Um estudo realizado em 2014 em Cuba investigou o papel da PCR e da procalcitonina no diagnóstico de infecções da corrente sanguínea em doentes com VIH [85]. Os autores utilizaram o ensaio VIDAS Brahms para a medição da PCT e a aglutinação de látex para a medição da PCR. Os resultados mostraram valores de PCR semelhantes em doentes com bacteriemia e em doentes de controlo (25,9 mg/l e 24,3 mg/l, respetivamente) e valores de PCT significativamente aumentados em doentes com bacteriemia em comparação com outros doentes com VIH (13,9 ng/ml em comparação com 0,5 ng/ml). Mostraram também que o melhor ponto de corte utilizado para detetar infecções da corrente sanguínea através da determinação da PCT é 2,32 ng/ml. A conclusão deste estudo foi que a PCT pode ser utilizada com êxito para a deteção de infecções bacterianas sistémicas em doentes com VIH [85].

# 23. Níveis de procalcitonina em doentes com infecções intra-abdominais

## 23.1. Apendicite aguda

Um estudo realizado em 2012 investigou o possível papel da procalcitonina, PCR e dímero D no diagnóstico da apendicite aguda (sabendo que o dímero D pode servir como marcador de diagnóstico para o abdómen agudo) [86]. Incluiu 78 pacientes tratados por cirurgia e que podiam ser divididos em 4 grupos de acordo com o diagnóstico histopatológico: apendicite flegmonosa, apendicite gangrenosa, apendicite perfurada e tecido normal. Os resultados mostraram um aumento da contagem de glóbulos brancos em 84,6% dos doentes, um aumento do valor de procalcitonina em 25,6% dos doentes, um aumento das concentrações de D-dímero em 28,2% dos doentes e um aumento dos valores de PCR em 69,2% dos doentes. A concentração de PCR e a contagem de glóbulos brancos tiveram a sensibilidade mais elevada, mas a especificidade da contagem de glóbulos brancos foi baixa (apenas 25%). Embora a PCR pudesse ser utilizada para distinguir entre apendicite flegmonosa e apendicite perfurada, não podia ser utilizada isoladamente para o diagnóstico de apendicite aguda e a conclusão deste estudo foi que a PCT e o D-dímero tinham uma baixa sensibilidade diagnóstica, sendo os valores de PCT mais baixos na apendicite aguda em comparação com outras infecções bacterianas [86].

Uma meta-análise que teve em conta 1011 doentes demonstrou que a procalcitonina é menos útil para o diagnóstico de apendicite aguda do que a PCR e a contagem de leucócitos, tendo uma sensibilidade de 62% e uma especificidade de 94% [87].

## 23.2. Oclusões intestinais

Um estudo realizado em 2008 investigou o papel da procalcitonina nas oclusões intestinais. Os seus resultados mostraram um valor médio de procalcitonina de 0,75 ng/ml em doentes com doença obstrutiva íleo, um valor médio de procalcitonina de 0,17 ng/ml em pacientes com íleo paralítico e um valor médio de procalcitonina de 2,09 ng/ml em pacientes com isquemia [88].

Outro estudo que investigou o papel da procalcitonina em pacientes com oclusões intestinais foi realizado em 2011 e incluiu 242 pacientes [89]. Seus resultados mostraram um valor médio de procalcitonina de 9,62 ng/ml em pacientes com isquemia e 0,3 ng/ml em pacientes sem isquemia. O valor médio de procalcitonina nos pacientes com necrose intestinal foi de 14,53 ng/ml. Valores de procalcitonina inferiores a 0,25 ng/ml tiveram um valor preditivo negativo de 83% para o diagnóstico de isquémia intestinal e valores de procalcitonina superiores a 1 ng/ml tiveram um valor preditivo positivo de 95% para o diagnóstico de isquémia intestinal. Todos estes resultados obtidos levam a pensar que a procalcitonina pode indicar a necessidade de cirurgia em doentes com oclusões intestinais, mas são necessários mais estudos [89].

## 23.3. Peritonite secundária

Um estudo realizado em 2000 por Reith *et al.* incluiu 246 doentes com o diagnóstico de peritonite secundária e demonstrou que, nestes doentes, a concentração de procalcitonina podia ser utilizada para estimar o prognóstico, uma vez que podia prever as complicações sépticas graves e tinha uma sensibilidade e uma especificidade de 84% e 91%, respetivamente, na diferenciação entre não sobreviventes (com valores médios iniciais de procalcitonina de 4.2 ng/ml e atingindo 13 ng/ml na altura do exitus) dos sobreviventes (com um valor médio inicial de procalcitonina de 2,1 ng/ml, uma concentração máxima de 4,9 ng/ml, diminuindo depois para valores normais) [90].

Um estudo realizado por Rau *et al.* em 2007 demonstrou que um nível de procalcitonina >1 ng/ml medido mais de três semanas após o início da peritonite secundária previa a mortalidade com uma sensibilidade, especificidade, valor preditivo positivo e valor preditivo negativo de 97%, 80%, 48% e 99%, respetivamente [91].

Outro estudo demonstrou uma correlação entre os níveis de procalcitonina e o índice de Mannheim (um indicador de prognóstico na peritonite secundária). Os seus resultados mostraram que todos os doentes com um índice de Mannheim superior a 29 tinham níveis de procalcitonina pré-operatórios superiores a 10 ng/ml e que 82% dos doentes com um índice de Mannheim < 21 tinham níveis de procalcitonina pré-operatórios inferiores a 0,5 ng/ml [92].

A utilidade da procalcitonina para estimar o prognóstico e avaliar a resposta ao tratamento cirúrgico em doentes com peritonite foi demonstrada por um estudo que demonstrou que a associação da procalcitonina com os valores APACHE II identificou os não sobreviventes com uma sensibilidade de 71% e os sobreviventes com uma especificidade de 77% e por um estudo que demonstrou uma diminuição progressiva dos níveis de procalcitonina em doentes tratados por cirurgia [93,94].

### 23.4. Infecções pós-operatórias

Foram realizados numerosos estudos para investigar o papel da procalcitonina na deteção precoce de infecções pós-operatórias. Alguns deles demonstraram um aumento dos níveis de procalcitonina no período pós-operatório imediato e que esse aumento dependia do tipo de cirurgia. Um estudo demonstrou que 21-32% dos doentes com cirurgia menor ou asséptica, 47% dos doentes com cirurgia torácica, 27% dos doentes com cirurgia vascular major e 95% dos doentes com cirurgia gastrointestinal (independentemente do tipo de patologia) apresentavam concentrações aumentadas de procalcitonina no pós-operatório. Estas atingiram normalmente o seu nível mais elevado 24 horas após o tratamento cirúrgico e normalizaram geralmente após 5-7 dias. Outros estudos demonstraram que o desenvolvimento de infecções pode ser identificado por valores mais elevados de procalcitonina antes da evidência de manifestações clínicas [71, 95-105].

Esta última descoberta foi confirmada por outros estudos que demonstraram que um aumento nas concentrações de procalcitonina poderia ser produzido pela quebra das barreiras intestinais, o que poderia permitir a translocação de bactérias para o pâncreas, gânglios linfáticos regionais ou para a parede intestinal. Os estágios iniciais de invasão bacteriana que podem estar presentes em pacientes que sofrem de queimaduras, edema pulmonar e aspiração pulmonar também provaram estar associados a concentrações aumentadas de procalcitonina [2,106-109].

## 24. A utilização da procalcitonina em microbiologia

Numa revisão publicada em 2010, os autores descreveram sete combinações de resultados microbiológicos e de procalcitonina em doentes que apresentavam infecções do trato respiratório inferior [110].

A primeira situação é representada por concentrações normais de procalcitonina e pela ausência de qualquer agente patogénico viral ou bacteriano detectado nestes doentes. Nesta situação, a presença de uma infeção bacteriana é excluída pelo aumento do valor negativo previsto do teste da procalcitonina, enquanto a ausência do vírus da gripe e do adenovírus não exclui a presença de outros vírus respiratórios.

A segunda situação descrita é representada pelo aumento dos níveis de procalcitonina na ausência de qualquer agente patogénico viral ou bacteriano identificado. Esta situação pode ser explicada pela não identificação de pneumococo ou outro agente patogénico bacteriano ou pela aspiração de germes aeróbios e/ou anaeróbios normalmente presentes na cavidade oral.

A terceira situação é representada por níveis muito baixos de procalcitonina associados à deteção de uma infeção viral e à ausência de uma infeção bacteriana.

A quarta situação é representada pelo aumento dos níveis de procalcitonina na presença de uma infeção viral e de um agente patogénico bacteriano não detectado.

A quinta situação é representada pelo aumento das concentrações de procalcitonina na presença de infecções bacterianas e virais identificadas.

A sexta situação é representada por uma concentração sérica baixa de procalcitonina na presença de um agente patogénico bacteriano detectado. Esta situação reflecte a colonização e não a infeção do trato respiratório inferior por um agente patogénico bacteriano.

A sétima situação é representada pela sexta situação associada a uma infeção viral [110].

Uma caraterística extremamente útil do teste da procalcitonina é o facto de os valores não serem influenciados pelos glucocorticóides e pelos anti-inflamatórios, medicamentos que geralmente influenciam a curva de temperatura do doente, a contagem de leucócitos e o diferencial de leucócitos [110-112].

## 25. A utilização da procalcitonina em doentes tratados com transplante pulmonar

Uma revisão realizada em 2013 analisa a capacidade da procalcitonina para diferenciar entre infeção e rejeição, as duas principais causas de morte em pacientes tratados por transplante de pulmão, condições que são caracterizadas por caraterísticas clínicas semelhantes [113].

É sabido que no dia seguinte à cirurgia os doentes apresentam os seus níveis máximos de procalcitonina e que estes diminuem para valores normais durante a primeira semana. Não são influenciados pelos medicamentos imunossupressores de manutenção de rotina [5,114-115].

Os resultados dos estudos considerados mostram que o aumento dos níveis de procalcitonina está associado a infecções bacterianas (valor médio de 0,6 ng/ml para as infecções locais e de 10,5 ng/ml para as infecções sistémicas). Não são encontrados em doentes com infecções virais e em doentes com episódios de rejeição (valor médio de 0,2 ng/ml na rejeição aguda). Os resultados não foram claros em doentes com infeção fúngica ou colonização bacteriana. Dado o facto de os níveis de procalcitonina superiores a 8,18 ng/ml estarem altamente associados à presença de infecções bacterianas, os autores concluíram que a procalcitonina pode ser usada para distinguir entre rejeição e infecções bacterianas, mas em associação com outros testes, uma vez que ainda são necessários ensaios controlados randomizados [113].

Dois estudos realizados por Zeglen *et al.* investigaram a influência da colonização bacteriana ou fúngica do trato respiratório inferior em pacientes tratados por transplante de pulmão sobre os níveis de procalcitonina. O primeiro deles incluiu 10 indivíduos de controlo, 7 pacientes colonizados por Pneumocystis jiroveci e 13 pacientes colonizados por Pseudomonas aeruginosa. Os níveis médios de procalcitonina obtidos para os três grupos foram < 0,08 ng/ml, 0,88 ng/ml e 0,3 ng/ml, respetivamente. O segundo estudo incluiu 49 receptores de transplante pulmonar. 24 deles, apresentando infeção/colonização por fungos, foram caracterizados por uma concentração média de procalcitonina de 0,5 ng/ml e por uma taxa aumentada (49,2%) de resultados falsos negativos. Ambos os estudos são caracterizados por amostras pequenas e ainda é necessária mais investigação para verificar se a procalcitonina pode detetar uma infeção/colonização ligeira nestes doentes [116,117].

## 26. A utilização da procalcitonina em doentes com pancreatite aguda

Uma meta-análise efectuada em 2005 por N Shafiq *et al.* concluiu que a procalcitonina tem uma utilidade limitada na avaliação da gravidade da doença na pancreatite aguda. A identificação de doentes com pancreatite aguda grave é muito útil para antecipar as complicações [118].

Um estudo realizado por T Adachi *et al.* investigou o papel da procalcitonina na deteção das complicações infecciosas da pancreatite aguda grave. Os autores mediram o nível de procalcitonina uma vez por dia na primeira semana e, posteriormente, três vezes por semana. Confirmaram as complicações infecciosas por meio de técnicas de aspiração com agulha fina. Os resultados mostraram que, para um valor de corte de 0,5 ng/ml, a sensibilidade e a especificidade da procalcitonina na deteção das complicações infecciosas foi de 55% e 90%, respetivamente. De acordo com estes dados, é ainda necessária mais investigação [119].

## 27. A utilização da procalcitonina em doentes com exacerbações da doença pulmonar obstrutiva crónica (DPOC)

Alguns dados relatados por B. Hankey *et al.* mostraram que a procalcitonina pode ser utilizada para o diagnóstico de infecções bacterianas em doentes com exacerbações de DPOC e, assim, orientar o tratamento antibiótico [120].

Um estudo realizado em 2014 por R. Syed *et al.* investigou o papel da procalcitonina em pacientes idosos com exacerbações de DPOC na deteção de infecções bacterianas [121]. Os resultados mostraram que a procalcitonina teve uma sensibilidade bastante baixa (50%) no diagnóstico de pneumonia e 100% de especificidade. O valor preditivo positivo e o valor preditivo negativo foram de 100% e 71%, respetivamente. Os autores concluíram que este teste tem uma sensibilidade demasiado baixa para ser utilizado no diagnóstico de pneumonia, mas o elevado valor preditivo negativo pode ajudar na identificação de doentes que não necessitam de tratamento antibiótico [121].

Um estudo realizado por A. R. Falsey *et al.* investigou o papel da procalcitonina em pacientes que sofrem de exacerbações agudas de doença pulmonar obstrutiva crónica [122]. Os autores mediram os níveis séricos de procalcitonina na admissão, no segundo dia e em um mês. Das 240 doenças incluídas no estudo, 56 eram casos de pneumonia e estes foram caracterizados por valores de procalcitonina significativamente mais elevados do que as exacerbações agudas da DPOC. Dos 76 doentes que receberam um diagnóstico microbiológico, 26 tinham infecções virais, 29 tinham infecções bacterianas e 21 tinham infecções bacterianas virais mistas. Os resultados mostraram que um ponto de corte de procalcitonina de 0,25 ng/ml não foi capaz de discriminar entre infecções virais e bacterianas [122]. Uma vez que os doentes com DPOC podem estar cronicamente colonizados, a presença de culturas bacterianas positivas obtidas a partir de expetoração purulenta não é suficientemente específica para estabelecer a causa de uma exacerbação aguda da DPOC [123,124].

## 28. A utilização da procalcitonina em doentes com neutropenia febril

Um estudo realizado em 2010 por J.O. Robinson *et al.* investigou o papel da procalcitonina em doentes com neutropenia febril [125]. O estudo incluiu 65 pacientes que apresentavam infecções documentadas microbiologicamente, 68 pacientes que apresentavam infecções documentadas clinicamente e 61 pacientes com febre de origem inexplicada. Os resultados mostraram que todos estes doentes tinham concentrações de procalcitonina semelhantes no início da febre, com um valor médio de 0,19 ng/ml e que atingiram uma concentração máxima de procalcitonina no segundo dia após o início da febre. O pico médio da concentração de procalcitonina nos doentes com infecções documentadas clínica ou microbiologicamente foi de 0,656 ng/ml, enquanto que nos doentes com febre de origem desconhecida foi de 0,205 ng/ml (apenas 10% dos doentes desta categoria apresentaram concentrações de procalcitonina superiores a 0,5 ng/ml, o que poderá ser explicado pela existência de infecções bacterianas profundas que não permitem um diagnóstico clínico ou microbiológico). As duas categorias de doentes podem ser diferenciadas por um ponto de corte de procalcitonina de 0,5 ng/ml com uma sensibilidade de 56% e uma especificidade de 90%. A maioria (81%) dos doentes com doenças fúngicas invasivas atingiu um nível máximo de procalcitonina > 0,5 ng/ml para além de três dias de febre. Este valor de corte foi associado a uma sensibilidade de 81% e a uma especificidade de 57% na deteção de doenças fúngicas invasivas. Os resultados mostraram que, nestes doentes, as concentrações normalizaram durante um intervalo de tempo médio de 5 dias. Os autores concluíram que o teste da procalcitonina tem uma baixa precisão no diagnóstico precoce da infeção em doentes com febre neutropénica, mas pode ser utilizado para detetar infecções graves no segundo dia após o início da febre e pode ser utilizado para a deteção e acompanhamento de infecções fúngicas invasivas [125].

Os dados da literatura têm mostrado alguma controvérsia relativamente à utilidade da concentração de procalcitonina em doentes leucopénicos, uma vez que foi demonstrado por Oberhoffer *et al.* que a fonte de procalcitonina nos doentes com sépsis é representada pelas células mononucleares do sangue periférico [126].

Um estudo conduzido por J. Cornillon *et al.* investigou o papel da procalcitonina no diagnóstico de sépsis em 74 doentes febris caracterizados por neutropenia, dadas as consequências dramáticas das infecções por estes organismos [127]. Os autores utilizaram a técnica imunoluminométrica LACE em Kryptor para a medição das concentrações de procalcitonina e a nefelemetria para a medição das concentrações de PCR. Os autores encontraram uma concentração média de PCT de 0,13 pg/l e um intervalo de valores entre 0,02 e 1,14 pg/l e uma concentração média de PCR de 22,7 mg/l e um intervalo de valores entre 3 e 271 mg/l. Estes valores foram medidos na admissão e eram semelhantes aos valores no primeiro dia de febre. Os resultados mostraram que, para um ponto de corte de 0,5 gg/l para a PCT, 38% dos doentes com bacteriema e 27% dos doentes diagnosticados com bactérias localizadas ou não documentadas tinham concentrações positivas. Mostraram também que 45% dos doentes com um nível inicial de PCR superior a 45 mg/l tiveram eventos graves e que 8% dos doentes com um nível inicial de PCR inferior a 45 mg/l tiveram eventos graves. Uma descoberta interessante foi a ausência de um aumento significativo nas concentrações de procalcitonina durante as primeiras 24 horas de febre [127]. Uma possível explicação consiste na produção deficiente de procalcitonina causada pela neutropenia [126]. Outra explicação poderia ser representada pelo início precoce do tratamento, que limita a produção de procalcitonina [128]. Os autores concluíram que um ponto de corte de 0,5 ng/ml dá à procalcitonina um valor preditivo positivo aumentado para a deteção de infecções bacterianas, uma vez que em 12 de 15 doentes com níveis de PCT > 0,5 ng/ml, foram identificadas infecções bacterianas [127].

## 29. A utilização da procalcitonina em doentes com dispneia aguda

Um estudo realizado por G.A. Alba *et al.*, na Itália, investigou o papel da procalcitonina em pacientes que se apresentam com dispnéia aguda [129]. Os autores avaliaram o valor do teste no diagnóstico de pneumonia e na estimativa do prognóstico. Testaram amostras de soro de 453 pacientes e tentaram eliminar com alta precisão o diagnóstico de insuficiência cardíaca descompensada com base no exame clínico. 30 doentes foram diagnosticados apenas com pneumonia, 212 doentes foram diagnosticados com insuficiência cardíaca e 30 doentes tinham insuficiência cardíaca associada a pneumonia. Os resultados mostraram que a concentração média de procalcitonina nos doentes com pneumonia era de 0,38 ng/ml e nos doentes sem pneumonia era de 0,06 ng/ml e que o cut-off de 0,1 ng/ml diferenciava os dois grupos de doentes com uma sensibilidade de 80% e uma especificidade de 77%. Os doentes com insuficiência cardíaca e pneumonia comórbidas tinham uma concentração média de procalcitonina de 0,62 ng/ml e tinham também os níveis mais elevados de péptidos natriuréticos. As concentrações de procalcitonina tinham um elevado valor preditivo negativo para o diagnóstico de pneumonia em doentes com uma maior probabilidade de insuficiência cardíaca e uma elevada especificidade para o diagnóstico de pneumonia em doentes com uma baixa probabilidade de insuficiência cardíaca. Os resultados também mostraram que os valores de procalcitonina podiam prever a mortalidade a um ano, especialmente em associação com os péptidos natriuréticos. O autor concluiu que a procalcitonina pode ser usada com sucesso no diagnóstico de pneumonia, limitando o excesso de uso de antibióticos, e como um marcador prognóstico em pacientes com dispnéia no departamento de emergência [129].

## 30. O papel da procalcitonina em doentes com derrames pleurais unilaterais

Um estudo realizado em 2010 por C. E. Hooper *et al.* investigou o papel da procalcitonina sérica e do líquido pleural no diagnóstico etiológico de derrames pleurais unilaterais [130]. Os autores estavam interessados na diferenciação entre etiologia maligna e infecciosa, uma vez que os testes disponíveis são caracterizados por uma baixa especificidade, resultando no sobre-diagnóstico de infecções pleurais e no uso excessivo de tratamento com antibióticos. Foram medidos os valores basais de procalcitonina através de um ensaio de fluorescência enzimática em 145 doentes com os seguintes diagnósticos: 26 derrames parapneumónicos complicados, 7 derrames parapneumónicos simples, 73 derrames malignos, 4 pleurites idiopáticas, 1 derrame tuberculoso e 34 derrames pleurais de etiologia benigna. A presença de uma infeção foi detectada pelos níveis séricos de procalcitonina com uma sensibilidade de 73%, uma especificidade de 81%, um valor preditivo positivo de 44% e um valor preditivo negativo de 94% quando se utilizou um valor de corte de 0,09 ng/ml e pelas concentrações de procalcitonina no líquido pleural com uma sensibilidade de 81%, uma especificidade de 78%, um valor preditivo positivo de 45% e um valor preditivo negativo de 95% quando se utilizou um valor de corte de 0,1 ng/ml. Os autores concluíram que a procalcitonina pode ser usada no diagnóstico de infecções que geram derrames pleurais e que este teste tem um alto valor preditivo negativo [130].

## 31. O papel da procalcitonina em doentes com lesões da espinal medula

Uma revisão realizada por J. A. Buensalido *et al.* em 2015 investigou o papel da taxa de sedimentação de eritrócitos, as concentrações de CRP e PCT na monitorização de pacientes com infecções da coluna vertebral e lesões da medula espinhal, sendo a última caracterizada por um estado inflamatório crónico [131]. Os autores verificaram que as infecções desta categoria podem ser detectadas por concentrações de PCR superiores a 50 mg/l, que são inferiores a valores de VSG superiores a 20-30 mm/h, que a precisão pode ser aumentada pela avaliação de ambos os testes e que os níveis séricos de procalcitonina superiores a 0,4 ng/ml parecem ser específicos para o diagnóstico de osteomielite aguda. Embora os valores de PCR sejam mais úteis do que os valores de VHS no diagnóstico de infecções pós-operatórias, não são suficientemente elevados para uma boa precisão de diagnóstico. Nestes doentes, níveis de procalcitonina superiores a 0,5 ng/ml podem indicar uma infeção e níveis inferiores a 0,1 ng/ml podem excluir infecções com maior probabilidade. Um possível argumento para a utilização da PCR é o facto de ter um custo inferior ao do ensaio da procalcitonina [131].

Foi realizado um estudo que incluiu 132 pacientes que desenvolveram infecções no local da cirurgia da coluna. Os autores mediram os níveis de PCR e obtiveram um valor médio de 116 mg/l e os valores de VHS e obtiveram um valor médio de 77 mm/h. Consideraram os valores de PCR mais úteis, porque estão a diminuir para valores normais durante os primeiros 15 dias após a operação e porque os valores de ESR normalizam mais lentamente [132].

Outro estudo retrospetivo incluiu 608 doentes tratados por cirurgia da coluna vertebral e mediu as concentrações de vários marcadores inflamatórios. Os doentes foram depois divididos em dois grupos porque alguns deles desenvolveram infecções e outros não. Os autores estudaram a dinâmica dos marcadores nos dois grupos. Os doentes sem infeção foram caracterizados por um pico no nível de CRP, na contagem de leucócitos e na contagem absoluta de neutrófilos 2-3 dias após a operação e um pico nos níveis de ESR 4-7 dias após a operação. Os doentes com infecções caracterizavam-se por níveis de ESR que aumentaram continuamente durante os primeiros 12-14 dias após a operação e também por valores de CRP continuamente crescentes e por concentrações de CRP muito mais elevadas do que as encontradas no grupo não infecioso. Os valores médios da VHS foram bastante semelhantes nos dois grupos. Os autores concluíram que a PCR e o seu aumento durante mais de 7 dias após a cirurgia são marcadores úteis para a deteção de infecções nestes doentes [133].

## 32. O papel da procalcitonina no diagnóstico de infecções bacterianas

Outro estudo mostrou que a procalcitonina tinha uma sensibilidade de 85% e uma especificidade de 100% na diferenciação entre infecções piogénicas e não piogénicas quando se utilizava um valor de corte de 0,4 ng/ml [134].

Os dados da literatura indicam que os níveis de procalcitonina aumentam mais frequentemente em resposta a infecções bacterianas do que a infecções virais. Uma possível explicação para este facto é que, nas infecções bacterianas, a libertação de procalcitonina é causada diretamente por toxinas microbianas ou indiretamente pelos mediadores da resposta imunitária: IL-10, TNF-a, IL-6. Nas infecções virais, os macrófagos libertam interferão-A, que inibe a produção de TNF [135-137].

## 33. O papel da procalcitonina em doentes com esperança de vida

Outro estudo, que incluiu 105 doentes após cirurgia ortopédica, demonstrou que a PCR e a contagem de leucócitos tinham uma fraca associação com infecções e que o teste da procalcitonina podia detetar a presença de infecções, sendo os valores superiores a 0,5 ng/ml utilizados como indicadores do tratamento com antibióticos e os valores inferiores a 0,1 ng/ml indicando a suspensão do tratamento com antibióticos [138].

O valor deste ensaio não foi completamente revelado pela investigação existente até agora e pode ser aumentado por estudos que investiguem mais a fundo o papel biológico da procalcitonina, os seus receptores-alvo e um possível valor protetor [139].

## Referências

1. Whicher J, Bienvenu J e Monneret G: Procalcitonin as an acute phase marker. Ann Clin Biochem *38:* 483-493, 2001.

2. Assicot M, Gendrel D, Carsin H, Raymond J, Guilbaud J e Bohuon C: Concentrações séricas elevadas de procalcitonina em doentes com sépsis e infeção. Lancet *341:* 515-518, 1993.

3. Becker KL, Snider R and Nylen ES: Procalcitonin assay in systemic inflammation, infection and sepsis: clinical utility and limitations. Crit Care Med *36:* 941-952, 2008.

4. McGee KA and Baumann NA: Procalcitonin: Clinical Utility in Diagnosing Sepsis. Clin Lab News *35*(7): 1-8, 2009.

5. Schneider HG e Lam QT: Procalcitonina para o laboratório clínico: uma revisão. Patologia *39:* 383-390, 2007.

6. Procalcitonina (PCT) Orientação, Nebraska Medicina http://www.nebraskamed.com/careers/education-programs/asp/procalcitonin-pct-orientação

7. Kylanpaa-Back ML, Takala A, Kemppainen E, Puolakkainen P, Haapiainen R e Repo H: Procalcitonin strip test in the early detection of severe acute pancreatitis. Br J Surg *88*: 222-227, 2001.

8. Mandi Y, Farkas G, Takacs T, Boda K and Lonovics J: Diagnostic relevance of procalcitonin, IL-6 and sICAM-1 in the prediction of infected necrosis in acute pancreatitis. Int J Pancreatol *28*: 41-49, 2000.

9. Nylen ES, O'Neill W, Jordan MH, Snider RH, Moore CF, Lewis M, Silva OL e Becker KL: Serum procalcitonin as an index of inhalation injury in burns. Horm Metab Res *24:* 439-443, 1992.

10. Joen JS e Ji SM: Valor diagnóstico da procalcitonina e da PCR em doentes críticos admitidos com suspeita de sépsis. J Dent Anesth Pain Med *15(3)* :135-140, 2015.

11. Alzahrani AJ, Hassan MI, Obeid EO, Diab AE, Qutub HO e Gupta RK: Deteção rápida de procalcitonina como marcador precoce de sépsis na unidade de cuidados intensivos de um hospital terciário. Int J. Med Med. Sci *11*:516-22, 2009.

12. Pelinka LE, Sendova K, Mauritz W e Redl H: Medição quantitativa versus semiquantitativa da procalcitonina. Experiência numa Unidade de Cuidados Intensivos de Trauma. Eur. J. Trauma *29:* 81-84, 2003.

13. Koutroulis I, Loscalzo S, Kratimenos P, Singh S, Weiner E, Syriopoulou V, Theocharis S e Chrousos G: Aplicações clínicas da procalcitonina em pediatria: An Advanced Biomarker for Inflammation and Infection-Can It Also Be Used in Trauma?, International Scholarly Research Notices Volume 2014, Artigo ID 286493, 5 páginas

14. Neely AN, Fowler LA, Kagan RJ e Warden GD: Procalcitonin in pediatric burn patients: an early indicator of sepsis? J Burn Care Rehabil *25*: 76-80, 2004.

15. Abdel-Hafez NM, Saleh HY e El Metwally TH: Um estudo sobre biomarcadores, citocinas e factores de crescimento em crianças com queimaduras. Ann Burns Fire Disasters *20:* 89-100, 2007.

16. Wacker C, Prkno A, Brunkhorst FM e Schlattmann P: Procalcitonina como marcador diagnóstico de sepse: uma revisão sistemática e meta-análise. Lancet Infect Dis *13*: 426-435, 2013.

17. Cies JJ e Chopra A: Utilização de procalcitonina numa unidade de cuidados intensivos pediátricos. Pediatr Infect Dis J *33:* 984-986, 2014.

18. Rey C, Los AM, Concha A, Medina A, Prieto S, Martinez P e Prieto B: Procalcitonina e proteína C-reactiva como marcadores da gravidade da síndrome de resposta inflamatória sistémica em crianças gravemente doentes. Intensive

Care Med *33*: 477484, 2007.

19. Enguix-Armada A, Escobar-Conesa R, La Torre AG e De La Torre-Prados MV: Utilidade de vários biomarcadores no tratamento de pacientes sépticos: Proteína C-reativa, procalcitonina, presepsina e pró-adrenomedulina regional média. Clin Chem Lab Med *54:* 163-168, 2016.

20. Ivaska L, Elenius V, Mononen I, Ruuskanen O e Peltola V: Discrepâncias entre os níveis plasmáticos de procalcitonina e de proteína C-reactiva são comuns na doença aguda. Ata Paediatr 2015.

21. Mauro MV, Cavalcanti P, Perugini D, Noto A, Sperli D e Giraldi C: Utilidade diagnóstica dos ensaios LightCycler SeptiFast e procalcitonina no diagnóstico de infeção da corrente sanguínea em doentes imunocomprometidos. Diagn Microbiol Infect Dis *73*: 308-311, 2012.

22. Kim MH, Lim G, Kang SY, Lee WI, Suh JT e Lee HJ: Utilidade da procalcitonina como marcador de diagnóstico precoce de bacteriemia em doentes com febre aguda. Yonsei Med J *52*: 276-281, 2011.

23. Debiane L, Hachem RY, Al W, I, Shomali W, Bahu RR, Jiang Y, Chaftari AM, Jabbour J, Al Shuaibi M, Hanania A, Pravinkumar SE, Schuetz P e Raad I: The utility of proadrenomedullin and procalcitonin in comparison to C-reactive protein as predictors of sepsis and bloodstream infections in critically ill patients with cancer*. Crit Care Med *42*: 2500-2507, 2014.

24. Nargis W, Ibrahim M e Ahamed BU: Procalcitonina versus proteína C-reactiva: Usefulness as biomarker of sepsis in ICU patient. Int J Crit Illn Inj Sci *4:* 195-199, 2 014.

25. O'Grady NP, Barie PS, Bartlett JG, Bleck T, Carroll K, Kalil AC, Linden P, Maki DG, Nierman D, Pasculle W e Masur H: Guidelines for evaluation of new fever in critically ill adult patients: 2008 update from the American College of Critical

Care Medicine and the Infectious Diseases Society of America. Crit Care Med *36:* 1330-1349, 2008.

26. Luster AD: Chemokines--chemotactic cytokines that mediate inflammation. N Engl J Med *338:* 436-445, 1998.

27. Nelson GE, Mave V e Gupta A: Biomarcadores para a sépsis: uma revisão com especial atenção para a Índia. Biomed Res Int *2014:* 264351, 2014.

28. Gonzalez-Lisorge A, Garcia-Palenciano C, Ercole GA, Sansano-Sanchez T, Campos-Aranda M e Acosta-Villegas F: Procalcitonin as a prognostic marker in severe sepsis of abdominal origin, APRESENTADO NO 35º Simpósio Internacional de Cuidados Intensivos e Medicina de Emergência (ISICEM) 2015

29. Tanriverdi H, Tor MM, Kart L, Altin R, Atalay F e SumbSumbuloglu V: Valor prognóstico dos níveis séricos de procalcitonina e proteína C-reactiva em doentes críticos que desenvolveram pneumonia associada à ventilação mecânica. Ann Thorac Med *10*: 137-142, 2015.

30. Brunkhorst FM, Al Nawas B, Krummenauer F, Forycki ZF e Shah PM: Procalcitonin, C-reactive protein and APACHE II score for risk evaluation in patients with severe pneumonia. Clin Microbiol Infect *8*: 93-100, 2002.

31. Nakajima A, Yazawa J, Sugiki D, Mizuguchi M, Sagara H, Fujisiro M, Shibazaki M, Hitani A, To M e Haruki K: Utilidade clínica da procalcitonina como marcador de sépsis: um potencial preditor de agentes patogénicos causadores. Intern Med *53:* 1497-1503, 2014.

32. Masia M, Gutierrez F, Shum C, Padilla S, Navarro JC, Flores E e Hernandez I: Utilidade dos níveis de procalcitonina na pneumonia adquirida na comunidade de acordo com o índice de gravidade da pneumonia da equipa de investigação de resultados dos pacientes. Chest *128:* 22232229, 2005.

33. Takeda S, Nagata N, Miyazaki H, Akagi T, Harada T, Kodama M, Ushijima S,

Aoyama T, Wakamatsu K, Fujita M e Watanabe K: Utilidade clínica da procalcitonina para diferenciar entre pneumonia criptogénica de organização e pneumonia adquirida na comunidade, International Journal of Clinical Medicine *6:* 372-376, 2015.

34. Zhydkov A, Christ-Crain M, Thomann R, Hoess C, Henzen C, Werner Z, Mueller B e Schuetz P: Utilidade da procalcitonina, da proteína C-reactiva e dos glóbulos brancos isoladamente e em combinação para a previsão de resultados clínicos na pneumonia adquirida na comunidade. Clin Chem Lab Med *53*: 559-566, 2015.

35. Shah R, Weiss C e Wunderink R: A utilidade diagnóstica dos neutrófilos broncoalveolares e da procalcitonina sérica para a pneumonia em doentes intubados, http://www.atsiournals.org/doi/abs/10.1164/ajrccm-conference.2014.189.1 MeetingAbstracts.A6235, Publicado pela primeira vez online em 01 de maio de 2014 como doi: 10.1164/ajrccm-conference.2014.189.1 MeetingAbstracts.A6235

36. Dallas J, Brown SM, Hock K, Scott MG, Skrupky LP, Boyle WA, III e Kollef MH: Diagnostic utility of plasma procalcitonin for nosocomial pneumonia in the intensive care unit setting. Respir Care *56*: 412-419, 2011.

37. Duflo F, Debon R, Monneret G, Bienvenu J, Chassard D e Allaouchiche B: Alveolar and serum procalcitonin: diagnostic and prognostic value in ventilator-associated pneumonia. Anesthesiology *96:* 74-79, 2002.

38. Polzin A, Pletz M, Erbes R, Raffenberg M, Mauch H, Wagner S, Arndt G e Lode H: Procalcitonin as a diagnostic tool in lower respiratory tract infections and tuberculosis. Eur Respir J *21:* 939-943, 2003.

39. Pfister R, Kochanek M, Leygeber T, Brun-Buisson C, Cuquemelle E, Machado MB, Piacentini E, Hammond NE, Ingram PR e Michels G: Procalcitonina para o diagnóstico de pneumonia bacteriana em doentes críticos durante a pandemia de

gripe H1N1 de 2009 : um estudo de coorte prospetivo, revisão sistemática e meta-análise de dados de doentes individuais. Crit Care *18:* R44, 2014.

40. Liew YX, Lee W, Cai YY, Teo J, Tang SS, Ong RW, Lim CL, Lingegowda PB, Kwa AL e Chlebicki MP: Utilidade e segurança da procalcitonina num programa de gestão antimicrobiana (ASP) em doentes com neoplasias malignas. Eur J Clin Microbiol Infect Dis *31:* 3041-3046, 2012.

41. Schuttrumpf S, Binder L, Hagemann T, Berkovic D, Trumper L e Binder C: Utilidade da concentração de procalcitonina na avaliação de doentes com doenças malignas e concentrações plasmáticas elevadas de proteína C-reactiva. Clin Infect *Dis 43:* 468-473, 2006.

42. Sandri MT, Passerini R, Leon ME, Peccatori FA, Zorzino L, Salvatici M, Riggio D, Cassatella C, Cinieri S e Martinelli G: A procalcitonina como marcador útil de infeção em doentes hemato-oncológicos com febre. Anticancer Res *28*: 30613065, 2008.

43. Matzaraki V, Alexandraki KI, Venetsanou K, Piperi C, Myrianthefs P, Malamos N, Giannakakis T, Karatzas S, Diamanti-Kandarakis E e Baltopoulos G: Avaliação dos níveis séricos de procalcitonina e interleucina-6 como marcadores de metástases hepáticas. Clin Biochem *40:* 336-342, 2007.

44. Beqja-Lika A, Bulo-Kasneci A, Refatllari E, Heta-Alliu N, Rugaj-Barbullushi A, Mone I e Mitre A: Utilidade diagnóstica da medição da procalcitonina sérica na meningite bacteriana. Albanian Medical Journal *7*:84-87, 2013.

45. Egea-Guerrero JJ, Martinez-Fernandez C, Rodriguez-Rodriguez A, Bohorquez-Lopez A, Vilches-Arenas A, Pacheco-Sanchez M, Guerrero JM e Murillo-Cabezas F: The utility of C-reactive protein and procalcitonin for sepsis diagnosis in critically burned patients: Um estudo preliminar. Plast Surg (Oakv ) *23:* 239-243,

2 015.

46. Pavic M, Bronic A e Kopcinovic LM: Procalcitonin in systemic and localized bacterial infection. Biochemia Medica *20(2)*:236-241, 2010.

47. Shi Y, Peng JM, Hu XY e Wang Y: A utilidade da procalcitonina inicial e da depuração de procalcitonina para a previsão de infeção bacteriana e resultado em pacientes gravemente enfermos com doenças auto-imunes: um estudo observacional prospetivo. BMC Anesthesiol *75*: 137, 2015.

48. Ho WL, Lan JL, Chen DY, Chen YH, Huang WN, Hsieh TY, Chen HH e Hsieh CH: A procalcitonina pode ser um biomarcador potencial para distinguir a infeção bacteriana da atividade da doença em doentes febris com lúpus eritematoso sistémico, Formosan Journal of Rheumatology *23*:52-58, 2009.

49. Chen DY, Chen YM, Ho WL, Chen HH, Shen GH e Lan JL: Valor diagnóstico da procalcitonina para a diferenciação entre infeção bacteriana e inflamação não infecciosa em doentes febris com doença de Still ativa do adulto. Ann Rheum Dis *68:* 1074-1075, 2009.

50. Schwenger V, Sis J, Breitbart A e Andrassy K: Os níveis de CRP na doença autoimune podem ser especificados através da medição da procalcitonina. Infection *26*: 274-276, 1998.

51. Fernandez LA, Luaces CC, Garcia Garcia JJ e Fernandez PJ: Procalcitonin in pediatric emergency departments for the early diagnosis of invasive bacterial infections in febrile infants: results of a multicenter study and utility of a rapid qualitative test for this marker. Pediatr Infect Dis J *22*: 895-903, 2003.

52. Maniaci V, Dauber A, Weiss S, Nylen E, Becker KL e Bachur R: Procalcitonin in young febrile infants for the detection of serious bacterial infections. Pediatrics *122:* 701-710, 2008.

53. Machens A, Lorenz K e Dralle H: Utilidade da procalcitonina sérica para o

rastreio e estratificação do risco de cancro medular da tiroide. J Clin Endocrinol Metab *99:* 2986-2994, 2014.

54. Meisner M: Atualização das medições de procalcitonina. Ann Lab Med *34:* 263-273, 2014.

55. Dellinger RP, Levy MM, Rhodes A, Annane D, Gerlach H, Opal SM, Sevransky JE, Sprung CL, Douglas IS, Jaeschke R, Osborn TM, Nunnally ME, Townsend SR, Reinhart K, Kleinpell RM, Angus DC, Deutschman CS, Machado FR, Rubenfeld GD, Webb S, Beale RJ, Vincent JL e Moreno R: Surviving Sepsis Campaign: diretrizes internacionais para a gestão da sépsis grave e do choque sético, 2012. Intensive Care Med *39*: 165-228, 2013.

56. Clark AL: "The Utility of Procalcitonin-Guided Antibiotic Therapy in the Treatment of Lower Respiratory Tract Infections for Reducing Antibiotic Prescription Rate and Therapy Duration in Pediatrics" (2015). *Escola de Estudos de Assistente Médico.* Artigo 543.

57. Baer G, Baumann P, Buettcher M, Heininger U, Berthet G, Schafer J, Bucher HC, Trachsel D, Schneider J, Gambon M, Reppucci D, Bonhoeffer JM, Stahelin-Massik J, Schuetz P, Mueller B, Szinnai G, Schaad UB e Bonhoeffer J: Orientação da procalcitonina para reduzir o tratamento antibiótico da infeção do trato respiratório inferior em crianças e adolescentes (ProPAED): um ensaio clínico aleatório. PLoS One *8:* e68419, 2013.

58. Esposito S, Tagliabue C, Picciolli I, Semino M, Sabatini C, Consolo S, Bosis S, Pinzani R e Principi N: Medições de procalcitonina para orientar o tratamento antibiótico na pneumonia pediátrica. Respir Med *105:* 1939-1945, 2011.

59. Huang SL, Lee HC, Yu CW, Chen HC, Wang CC, Wu JY e Lee CC: Valor da procalcitonina na diferenciação da tuberculose pulmonar de outras infecções pulmonares: uma meta-análise. Int J Tuberc Lung *Dis 18*: 470-477, 2014.

60. Rohini K, Bhat S, Srikumar PS e Mahesh Kumar A: Diagnóstico e Prognóstico Valor da Procalcitonina em Pacientes com Tuberculose, British Journal of Medicine & Medical Research *3(4):* 2189-2196, 2013.

61. Ramadan M, Attia M e Rowesha MA: Avaliação da utilidade diagnóstica do recetor gama Fc tipo 1 (nCD64) e da procalcitonina em comparação com os métodos convencionais para o diagnóstico da sépsis neonatal de início precoce, Egyptian Journal of Medical Microbiology *23(2),* 2014.

62. Hoffmann JJ: Neutrophil CD64: a diagnostic marker for infection and sepsis. Clin Chem Lab Med *47*: 903-916, 2009.

63. Stoll BJ: Infeção do recém-nascido neonatal. In: Kliegman RM, Behrman RE, Jenson HB (eds). Nelson Textbook of Pediatrics. 19ª edição. Philadelphia. Saunders. Elsevier; Pp.: 629-647, 2011.

64. El-Hawary MI, Nawar N, Al-Inany MG *et al:* Diagnóstico precoce da sépsis neonatal na enfermaria de obstetrícia: O Papel da Análise da Sequência do Gene 16S rRNA. Revista de Saúde da Mulher Baseada em Evidências Vol. 1, No. 2, 2011.

65. Satar M e Ozlu F: Neonatal sepsis: a continuing disease burden. Turk J Pediatr *54*: 449-457, 2012.

66. Ng PC, Lam CW, Li AM, Wong CK, Cheng FW, Leung TF, Hon EK, Chan IH, Li CK, Fung KS e Fok TF: Perfil de citocinas inflamatórias em crianças com síndrome respiratória aguda grave. Pediatrics *113:* e7-14, 2004.

67. van Rossum AM, Wulkan RW e Oudesluys-Murphy AM: Procalcitonin as an early marker of infection in neonates and children (A procalcitonina como marcador precoce de infeção em recém-nascidos e crianças). Lancet Infect *Dis 4:* 620-630, 2004.

68. Lam HS e Ng PC: Marcadores bioquímicos da sépsis neonatal. Pathology *40:*

141148, 2008.

69. Choo YK, Cho HS, Seo IB e Lee HS: Comparação da precisão do CD64 de neutrófilos e da proteína C-reactiva como teste único para a deteção precoce da sépsis neonatal . Korean J Pediatr *55:* 11-17, 2012.

70. Kim HS, Yang HT, Hur J, Chun W, Ju YS, Shin SH, Kang HJ e Lee KM: Níveis de procalcitonina nas 48 horas seguintes à lesão por queimadura como fator de prognóstico. Ann Clin Lab Sci *42*: 57-64, 2012.

71. Meisner M, Tschaikowsky K, Hutzler A, Schick C e Schuttler J: Postoperative plasma concentrations of procalcitonin after different types of surgery. Intensive Care Med *24*: 680-684, 1998.

72. Hesselink DA, Burgerhart JS, Bosmans-Timmerarends H, Petit P e van Genderen PJ: Procalcitonin as a biomarker for severe Plasmodium falciparum disease: a critical appraisal of a semi-quantitative point-of-care test in a cohort of travellers with imported malaria. Malar J *8:* 206, 2009.

73. Gendrel D, Raymond J, Coste J, Moulin F, Lorrot M, Guerin S, Ravilly S, Lefevre H, Royer C, Lacombe C, Palmer P e Bohuon C: Comparação da procalcitonina com a proteína C-reactiva, a interleucina 6 e o interferão-alfa para a diferenciação de infecções bacterianas e virais. Pediatr Infect Dis J *18*: 875-881, 1999.

74. Rahimkhani M, Einollahi N, Daneshvar HK e DashtiN: Levantamento da procalcitonina sérica em pacientes cirróticos, Ata Medica Iranica *51(3):* 153-156, 2013.

75. Balko J: Utilização da Procalcitonina como Biomarcador de Infeção Bacteriana na Insuficiência Hepática Aguda e na Lesão Hepática Aguda, 2012 http://scholarscompass.vcu.edu/etd.

76. Viallon A, Zeni F, Pouzet V, Lambert C, Quenet S, Aubert G, Guyomarch S, Tardy B e Bertrand JC: Níveis séricos e ascíticos de procalcitonina em pacientes

cirróticos com peritonite bacteriana espontânea: valor diagnóstico e relação com citocinas pró-inflamatórias. Intensive Care Med *26:* 1082-1088, 2000.

77. Connert S, Stremmel W e Elsing C: Procalcitonin is a valid marker of infection in decompensated cirrhosis. Z Gastroenterol *41:* 165-170, 2003.

78. Schuetz P, Mueller B e Trampuz A: Serum procalcitonin for discrimination of blood contamination from bloodstream infection due to coagulase-negative staphylococci. Infection *35:* 352-355, 2007.

79. Catton JA, Dobbins BM, Kite P, Wood JM, Eastwood K, Sugden S, Sandoe JA, Burke D, McMahon MJ e Wilcox MH: Diagnóstico in situ de infeção da corrente sanguínea relacionada com cateteres intravasculares: uma comparação entre cultura quantitativa, tempo diferencial para positividade e escovagem endoluminal. Crit Care Med *33*: 787791, 2005.

80. Nylen E, Muller B, Becker KL e Snider R: The future diagnostic role of procalcitonin levels: the need for improved sensitivity. Clin Infect *Dis 36*: 823824, 2003.

81. Goldenberg DL: Artrite séptica. Lancet *351*: 197-202, 1998.

82. Hugle T, Schuetz P, Mueller B, Laifer G, Tyndall A, Regenass S e Daikeler T: Serum procalcitonin for discrimination between septic and non-septic arthritis. Clin Exp Rheumatol *26*: 453-456, 2008.

83. Akbulut H, Eluk U, Zden M, Douukan A AND BulutV: Plasma Procalcitonin Levels in Chronic Haemodialysis Patients. Turk J Med Sci *35*:241-244, 2005.

84. Lee WS, Kang DW, Back JH, Kim HL, Chung JH e Shin BC: Valor de corte da procalcitonina sérica como biomarcador de diagnóstico de infeção em pacientes com doença renal em estágio terminal. Korean J Intern Med *30*: 198-204, 2015.

85. Castillo Marshall A, García Castellanos T, Martinez Motas I, Salazar Rodriguez D, Toledo Romani ME e Perez Avila J: Utilidade da proteína C-reactiva e da

procalcitonina para a deteção de infecções da corrente sanguínea em doentes com VIH/SIDA. World Journal of AIDS *4:*287-292, 2014.

86. Kaya B, Sana B, Eris C, Karabulut K, Bat O e Kutanis R: O valor diagnóstico do dímero D, da procalcitonina e da PCR na apendicite aguda. Int J Med Sci *9:* 909915, 2012.

87. Yu CW, Juan LI, Wu MH, Shen CJ, Wu JY e Lee CC: Revisão sistemática e meta-análise da exatidão diagnóstica da procalcitonina, da proteína C-reactiva e da contagem de glóbulos brancos na suspeita de apendicite aguda. Br J Surg *700*: 322-329, 2013.

88. Maruna P, Frasko R e Gurlich R: Procalcitonina plasmática em doentes com ileus. Relações com outros parâmetros inflamatórios. Physiol Res *57*: 481-486, 2008.

89. Markogiannakis H, Memos N, Messaris E, Dardamanis D, Larentzakis A, Papanikolaou D, Zografos GC e Manouras A: Valor preditivo da procalcitonina para isquemia e necrose intestinal na obstrução intestinal. Surgery *749*: 394-403, 2011.

90. Reith HB, Mittelkotter U, Wagner R e Thiede A: Procalcitonin (PCT) in patients with abdominal sepsis. Intensive Care Med *26 Suppl 2:* S165-S169, 2000.

91. Rau BM, Frigerio I, Buchler MW, Wegscheider K, Bassi C, Puolakkainen PA, Beger HG e Schilling MK: Avaliação da procalcitonina para prever a falência séptica de múltiplos órgãos e o prognóstico global na peritonite secundária: um estudo multicêntrico internacional prospetivo. Arch Surg *142:* 134-142, 2007.

92. Vinas T, X, Rodriguez LR, Porta PS, Salazar TD, Macarulla SE, Besora CP, Alvarez TF, Iglesias CC e Feliu P, X: [Estudo prospetivo da procalcitonina como marcador diagnóstico da gravidade da peritonite secundária]. Cir Esp *86:* 24-28, 2009.

93. Novotny A, Emmanuel K, Matevossian E, Kriner M, Ulm K, Bartels H,

Holzmann B, Weighardt H e Siewert JR: Utilização da procalcitonina para a previsão precoce do resultado letal da sépsis pós-operatória. Am J Surg *194:* 35-39, 2007.

94. Novotny AR, Emmanuel K, Hueser N, Knebel C, Kriner M, Ulm K, Bartels H, Siewert JR e Holzmann B: O rácio de procalcitonina indica o sucesso do tratamento cirúrgico da sépsis abdominal. Surgery *145*: 20-26, 2009.

95. Lindberg M, Hole A, Johnsen H, Asberg A, Rydning A, Myrvold HE e Bjerve KS: Reference intervals for procalcitonin and C-reactive protein alter major abdominal surgery. Scand J Clin Lab Invest *62*: 189-194, 2002.

96. Molter GP, Soltesz S, Kottke R, Wilhelm W, Biedler A and Silomon M: [Procalcitonin plasma concentrations and systemic inflammatory response following different types of surgery]. Anaesthesist *52:* 210-217, 2003.

97. Di Filippo A, Lombardi A, Ognibene A, Messeri G e Tonelli F: Procalcitonina como marcador precoce de complicações infecciosas pós-operatórias. Minerva Chir *57*: 59-62, 2002.

98. Sarbinowski R, Arvidsson S, Tylman M, Oresland T e Bengtsson A: Plasma concentration of procalcitonin and systemic inflammatory response syndrome after colorectal surgery. Ata Anaesthesiol Scand *49*: 191-196, 2005.

99. Reith HB, Mittelkotter U, Debus ES, Kussner C e Thiede A: Procalcitonina na deteção precoce de complicações pós-operatórias. Dig Surg *15*: 260-265, 1998.

100. Chromik AM, Endter F, Uhl W, Thiede A, Reith HB e Mittelkotter U: Preemptive antibiotic treatment vs 'standard' treatment in patients with elevated serum procalcitonin levels after elective colorectal surgery: a prospective randomised pilot study. Langenbecks Arch Surg *391:* 187-194, 2006.

101. Bianchi RA, Haedo AS and Romero MC: [Papel da determinação da procalcitonina plasmática no seguimento pós-operatório de

pancreatoduodenectomia cefálica]. Cir Esp *79*: 356-360, 2006.

102. Siassi M, Riese J, Steffensen R, Meisner M, Thiel S, Hohenberger W e Schmidt J: Mannan-binding lectin e procalcitonin measurement for prediction of postperative infection. Crit Care *9*: R483-R489, 2005.

103. Mokart D, Merlin M, Sannini A, Brun JP, Delpero JR, Houvenaeghel G, Moutardier V e Blache JL: Procalcitonina, interleucina 6 e síndrome de resposta inflamatória sistémica (SIRS): marcadores precoces de sépsis pós-operatória após cirurgia de grande porte. Br J Anaesth *94:* 767-773, 2005.

104. Falcoz PE, Laluc F, Toubin MM, Puyraveau M, Clement F, Mercier M, Chocron S e Etievent JP: Utilidade da procalcitonina na deteção precoce de infeção após cirurgia torácica. Eur J Cardiothorac Surg *27*: 1074-1078, 2005.

105. Jebali MA, Hausfater P, Abbes Z, Aouni Z, Riou B e Ferjani M: Avaliação da precisão da procalcitonina para diagnosticar infeção pós-operatória após cirurgia cardíaca. Anesthesiology *107:* 232-238, 2007.

106. Magnotti LJ e Deitch EA: Burns, bacterial translocation, gut barrier function and failure (Queimaduras, translocação bacteriana, função e falha da barreira intestinal). J Burn Care Rehabil *26:* 383-391, 2005.

107. Mofidi R, Suttie SA, Patil PV, Ogston S e Parks RW: O valor da procalcitonina na previsão da gravidade da pancreatite aguda e do desenvolvimento de necrose pancreática infetada: revisão sistemática. Surgery *146*: 72-81, 2009.

108. Ryan CM, Yarmush ML, Burke JF e Tompkins RG: O aumento da permeabilidade intestinal no início das queimaduras está correlacionado com a extensão da lesão por queimadura. Crit Care Med *20:* 15081512, 1992.

109. Wiest R e Garcia-Tsao G: Bacterial translocation (BT) in cirrhosis. Hepatologia *41:* 422-433, 2005.

110. Gilbert DN: Use of plasma procalcitonin levels as an adjunct to clinical

microbiology. J Clin Microbiol *48:* 2325-2329, 2010.

111. Perren A, Cerutti B, Lepori M, Senn V, Capelli B, Duchini F e Domenighetti G: Influência dos esteróides na procalcitonina e na proteína C-reactiva em doentes com DPOC e pneumonia adquirida na comunidade. Infection *36:* 163-166, 2008.

112. Preas HL, Nylen ES, Snider RH, Becker KL, White JC, Agosti JM e Suffredini AF: Effects of anti-inflammatory agents on serum levels of calcitonin precursors during human experimental endotoxemia. J Infect Dis *184*: 373-376, 2001.

113. Sammons C e Doligalski CT: Utilidade da procalcitonina como biomarcador de rejeição e diferenciação de complicações infecciosas em receptores de transplante pulmonar. Ann Pharmacother *48*: 116-122, 2014.

114. Zazula R, Prucha M, Tyll T e Kieslichova E: Indução de procalcitonina em pacientes transplantados de fígado tratados com globulina antitimócito. Crit Care *11*: R131, 2007.

115. Eberhard OK, Langefeld I, Kuse ER, Brunkhorst FM, Kliem V, Schlitt HJ, Pichlmayr R, Koch KM e Brunkhorst R: Procalcitonina na fase inicial após o transplante renal - contribuirá para a precisão do diagnóstico? Clin Transplant *12*: 206211, 1998.

116. Zeglen S, Wojarski J, Wozniak-Grygiel E, Siola M, Szewczyk M, Kucewicz-Czech E, Nozynski J e Zembala M: Concentração sérica de procalcitonina durante a colonização por Pneumocystis jiroveci ou infeção/colonização por Pseudomonas aeruginosa em receptores de transplante pulmonar. Transplant Proc *41:* 32253227, 2009.

117. Zeglen S, Siola M, Wozniak-Grygiel E, Laszewska A, Sindera P, Wojarski J, Ochman M, Kucewicz E, Karolak W, Szewczyk M e Zembala M: Procalcitonin serum concentration in lung transplant recipients during mold colonization or infection. Transplant Proc *43:* 3089-3091, 2011.

118. Shafiq N, Malhotra S, Bhasin DK, Rana S, Siddhu S e Pandhi P: Estimating the diagnostic accuracy of procalcitonin as a marker of the severity of acute pancreatitis: a meta-analytic approach. JOP *6:* 231-237, 2005.

119. Adachi T, Kishihara Y, Okano H, Honzawa H, Hirayama M, Higashi H, Yasuda H, Minami Y, Hara S, Harada N, Katsumi A e Suzaki S: A utilidade da procalcitonina para os pacientes com necrose pancreática infetada e abcesso pancreático. Intensive Care Medicine Experimental *3(Suppl 1)*:A113, 2015.

120. Hankey B *et al.* l: Use of a procalcitonin algorithm to guide antimicrobial therapy in COPD exacerbations can reduce antibiotic consumption with no increase in rates of treatment failure or mortality, Medline 1946-12/14 using OVID interface, Cochrane Library (2014).

121. Syed R, Havlichek D, Stein G e Smith C: The Utility of Procalcitonin in Elderly Patients with COPD Exacerbation (A utilidade da procalcitonina em doentes idosos com exacerbação da DPOC). Imunologia e Doenças Infecciosas *2(2):* 22-24, 2014.

122. Falsey AR, Becker KL, Swinburne AJ, Nylen ES, Snider RH, Formica MA, Hennessey PA, Criddle MM, Peterson DR e Walsh EE: Utility of serum procalcitonin values in patients with acute exacerbations of chronic obstructive pulmonary disease: a cautionary note. Int J Chron Obstruct Pulmon *Dis 7:* 127135, 2012.

123. Monso E, Ruiz J, Rosell A, Manterola J, Fiz J, Morera J e Ausina V: Infeção bacteriana na doença pulmonar obstrutiva crónica. A study of stable and exacerbated outpatients using the protected specimen brush. Am J Respir Crit Care Med *152:* 1316-1320, 1995.

124. Martinez FJ: Pathogen-direted therapy in acute exacerbations of chronic obstructive pulmonary disease (Terapia dirigida ao agente patogénico nas

exacerbações agudas da doença pulmonar obstrutiva crónica). Proc Am Thorac Soc *4:* 647-658, 2007.

125. Robinson JO, Lamoth F, Bally F, Knaup M, Calandra T e Marchetti O: Monitorização da procalcitonina na neutropenia febril: qual é a sua utilidade para o diagnóstico inicial de infeção e reavaliação na febre persistente? PLoS One *6:* e18886, 2011.

126. Oberhoffer M, Stonans I, Russwurm S, Stonane E, Vogelsang H, Junker U, Jager L e Reinhart K: Procalcitonin expression in human peripheral blood mononuclear cells and its modulation by lipopolysaccharides and sepsis-related cytokines in vitro. J Lab Clin Med *134:* 49-55, 1999.

127. Cornillon J, Bouteloup M e Lambert C: Avaliação da procalcitonina e da PCR como marcadores de sépsis em 74 doentes consecutivos admitidos com neutropenia febril prolongada. J Infect *63*: 93-95, 2011.

128. Hughes WT, Armstrong D, Bodey GP, Bow EJ, Brown AE, Calandra T, Feld R, Pizzo PA, Rolston KV, Shenep JL e Young LS: 2002 guidelines for the use of antimicrobial agents in neutropenic patients with cancer. Clin Infect *Dis 34*: 730751, 2002.

129. Alba GA, Truong QA, Gaggin HK, Gandhi PU, De Berardinis B, Magrini L, Bajwa EK, Di Somma S e Januzzi JL, Jr: Diagnostic and Prognostic Utility of Procalcitonin in Patients Presenting to the Emergency Department with Dyspnea (Utilidade Diagnóstica e Prognóstica da Procalcitonina em Pacientes que se Apresentam ao Departamento de Emergência com Dispnéia). Am J Med *129:* 96-104, 2016.

130. Hooper CE, Morley AJ, Harvey JE e Maskell NA: Um ensaio prospetivo observacional que examina a utilidade diagnóstica da procalcitonina no soro e no líquido pleural na investigação inicial de efusões pleurais unilaterais, doi:

10.1136/thx.2010.150979.14.

131. Buensalido JA e Reyes M: Taxa de Sedimentação de Eritrócitos, Proteína C-Reactiva e Procalcitonina em Infecções da Coluna Vertebral e Infecções em Pacientes com Lesão da Medula Espinhal. The Open Infectious Diseases Journal *9:* 1-12, 2015.

132. Pull Ter Gunne AF, Mohamed AS, Skolasky RL, van Laarhoven CJ e Cohen DB: A apresentação, incidência, etiologia e tratamento de infecções do local cirúrgico após cirurgia da coluna vertebral. Spine (Phila Pa 1976 ) *35:* 1323-1328, 2010.

133. Lee JH, Lee JH, Kim JB, Lee HS, Lee DY e Lee DO: Gama normal dos resultados laboratoriais relacionados com a inflamação e preditores da infeção pós-operatória na cirurgia de fusão posterior da coluna vertebral. Clin Orthop Surg *4:* 269-277, 2012.

134. Maharajan K, Patro DK, Menon J, Hariharan AP, Parija SC, Poduval M e Thimmaiah S: A procalcitonina sérica é um marcador sensível e específico no diagnóstico de artrite séptica e osteomielite aguda. J Orthop Surg Res *8:* 19, 2013.

135. Christ-Crain M e Muller B: Procalcitonin in bacterial infections--hype, hope, more or less? Swiss Med Wkly *735*: 451-460, 2005.

136. Hatzistilianou M: Diagnostic and prognostic role of procalcitonin in infections (Papel diagnóstico e prognóstico da procalcitonina nas infecções). ScientificWorldJournal *10:* 1941-1946, 2010.

137. Lee H: Procalcitonina como biomarcador de doenças infecciosas. Korean J Intern Med *28*: 285-291, 2013.

138. Hunziker S, Hugle T, Schuchardt K, Groeschl I, Schuetz P, Mueller B, Dick W, Eriksson U e Trampuz A: O valor do nível de procalcitonina sérica para a diferenciação de causas infecciosas e não infecciosas de febre após cirurgia ortopédica. J Bone Joint Surg Am *92:* 138-148, 2010.

139. O'Connor E, Venkatesh B, Lipman J, Mashongonyika C e Hall J: Procalcitonin in critical illness. Crit Care Resusc *3:* 236-243, 2001.

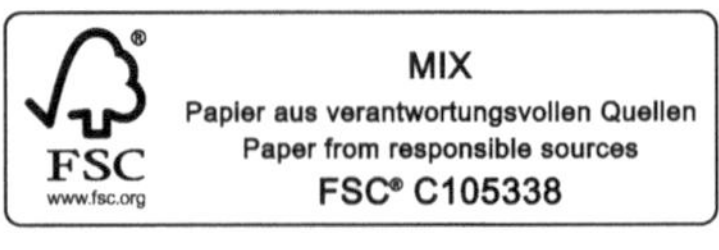


Printed by Books on Demand GmbH, Norderstedt / Germany